亞斯伯格症
實用指南

增訂新版

Asperger's Syndrom

Tony Attwood
東尼・艾伍德

何善欣──譯

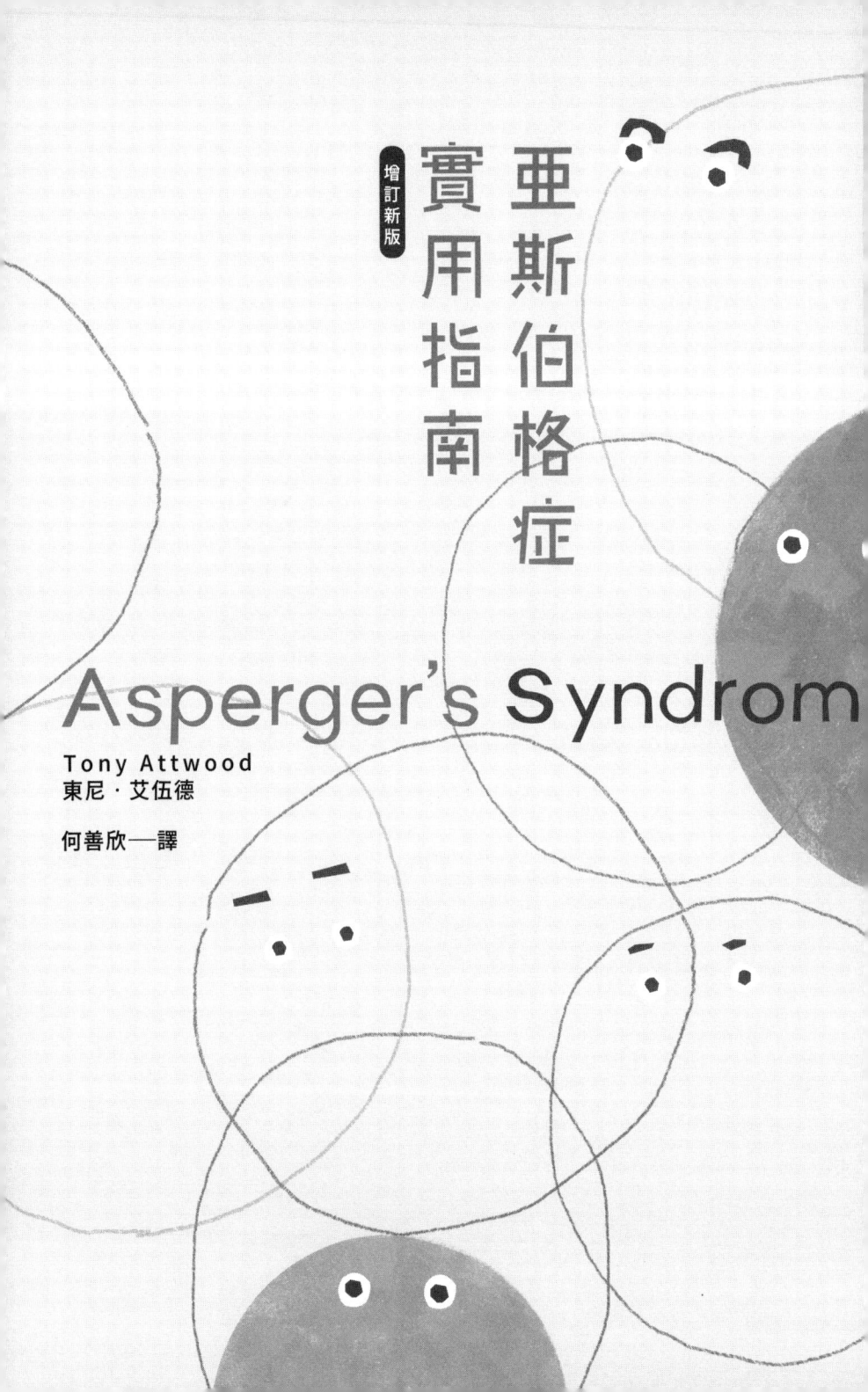

推薦序

面對與了解，才能共舞一生

陳佩琪（台北市立聯合醫院婦幼院區小兒科主治醫師）

我是一名小兒神經科醫師，對亞斯伯格症的病名並不陌生，但十多年前，當兒子被冠上這個診斷時，當下仍震驚不已，心中難過、內心惶恐當不在話下，就如同自己第一時間被人宣布罹癌時的心情一樣，無法接受這個事實……，心底浮現無限問號，為什麼會這樣？是否診斷錯誤？是自己沒把他帶好？將來會改善嗎？對未來有何影響？

數年匆匆過去，兒子成年了，回想過去，面對兒子的罹病，解除心中焦慮最好的良方就是「看書」，自己找資料，自己找答案，特別是這種疾病是自閉症光譜疾病中的一環，無單一的診斷標準，沒辦法靠抽血的實驗室數據或影像檢查來做出診斷，只能面對他、了解他、接受他，才能與他共舞一生……

過去對一些翻譯書籍總覺得文字艱澀難懂，難以理解作者想表達的真意，但這本《亞斯伯格症實用指南》對亞斯伯格症有深入淺出的說明，讓非醫學人士均能一目了然，改變了我對翻譯書籍的刻板印象，這是一本好的工具書，值得醫生、社會工作者、老師與家長閱讀。每個案例的情況不同，只有親密生活在一起的家人，才夠格對患者做出診斷，或許當下是在診斷邊緣，但要呼籲對這類孩童要持續的追蹤與關注。

今年震驚社會的捷運血腥案，常有人將加害者和亞斯的人格特質連在一起，甚至有一篇國外的報導說二八%**的連續殺人犯，曾罹患過「泛自閉症候群」**（Autism Spectrum Disorder，**簡稱**ASD）。但一個人有「社交技巧的缺陷」及「人際關係互動障礙」及「固著式的興趣與堅持」時，將來一定是走上暴力毀滅之路嗎？台北市長當選人柯文哲醫師不諱言，自己從小就有亞斯伯格的人格特質傾向，五十五歲以前固著於自己的醫學領域中，五十五歲以後改變人生跑道，一頭栽入要與人互動頻繁的政壇中，固著式的興趣與堅持，讓他短短不到一年，終能改變自己，也終能改變成真，在此利用他的例子，與所有亞斯伯格症的家庭共勉之！

前言

帶您進入亞斯伯格症的世界

羅娜・吳引（Lorna Wing）

亞斯伯格症患者眼中的世界，的確和一般人不一樣。在他們看來，人們真是奇怪而且難以理解：為什麼人們要言不由衷？為什麼我們不坦誠表達內心的想法？為什麼人們要講那麼多有說等於沒說的話？當亞斯伯格症患者談起一連串如列車時刻表、英國路燈燈桿序號、紅蘿蔔的種類和星球的移動等數以百計的迷人話題時，為什麼人們會覺得無聊和不耐煩？人們如何能夠忍受混雜在一起的光線、聲音、味道、碰觸等各種刺激，而不放聲尖叫？為什麼要有不同的社會階層——何不對每個人都是同一種態度、一視同仁？為什麼有那麼多複雜的情緒和關係？為什麼人們要傳達出那麼多社會性的訊息？然後再去接收更多的訊息？最後，為什麼人們不能跟亞斯伯格症的患者一樣，思考和行為符合邏輯一點？

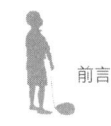

真正的事實是，患有亞斯伯格症的人終究是少數。他們看待世界的某些方式雖然值得欣賞，但是畢竟太不同於大多數人主流的看法、想法和感覺，因此常會面臨衝突。患者可能不想改變，也改變不了。然而，為了適應這個社會、建立正面的社會關係、培養獨立生活的能力、不與人起衝突、建設性地把特殊興趣發展成專業能力，此症的患者是需要幫助的。

身為患者的家人和專業工作者，對亞斯伯格症必須要有所了解，才能順利地與他們相處，並且有效地協助他們。東尼．艾伍德（Tony Attwood）的這本書可以幫助大家進入亞斯伯格症的世界，除了專業知識之外，字裡行間並處處流露出他對患者及其家人的同情和同理。本書不只對患者所面臨的困擾做深入地探討，更提出了實際的建議。這是一本值得閱讀並一再參閱的好書。

作者序

了解他們，幫助他們

何謂亞斯伯格症（Asperger's Syndrome）？不過幾年前，這還是一個沒有多少人聽過的新名詞；但目前，似乎每個學校都有幾位罹患亞斯伯格症的學生。早在五十年前，一位在維也納執業的小兒科醫師漢斯・亞斯伯格（Hans Asperger），首先為此症下定義。根據亞斯伯格醫師的觀察，罹患此症的男孩有某些顯著、特定的能力和行為模式，包括缺乏同理心、缺乏建立友誼的能力、單向的對話、強烈而特殊的嗜好、動作不靈活等等。然而，直到一九九〇年代，亞斯伯格醫師這些開創性的研究，才在國際上受到重視。近年來，開始有父母和老師注意到自己的孩子行為異常，卻不知道原因，也不知道何處可以取得幫助。

為了指引父母及專業工作者去發現和幫助亞斯伯格症的患童，我決定寫這本書。這本書反應出我們目前對此症所知的確有限，不過卻囊括了廣泛的醫學研究文獻，以及我身為臨床心理專業工作者相關的診療經驗。過去二十五年來，我診療過上千位亞斯伯格症患者，其能力、背景各不相同，年齡亦分布廣泛，從幼稚園的小孩到老年人都有，還有一位是已退休的諾貝爾獎得主。看到他們耐心且專注地學習對一般人而言根本是輕而易舉的某些能力，總是讓我深受感動。我也遇過一些父母和老師，他們在完全沒有資源和指導之下，也能幫助孩子取得長足的進步，更讓我為他們喝采。

本書針對此症不平凡的特質進行描述與分析，並且提出實際的因應策略，以減輕此症為患者及周遭的人所帶來有形或無形的傷害。同時，本書還收錄了許多亞斯伯格症患者的現身說法，這些遠比科學期刊上刊登的研究報告，來得更加深刻與精確。我在書中盡量避免使用艱澀的專有名詞，以免困擾讀者。我始終堅持一個原則：如果一個人不能用簡單的詞句表達他想要說的，那他一定不知道他真正要說的是什麼。要看懂這本書，不需要有什麼心理學博士學位，但對於有興趣或需要更深入了解的人士，歡迎參考本書附錄資訊。

目錄

推薦序　面對與了解，才能共舞一生／陳佩琪　003

前　言　帶您進入亞斯伯格症的世界／羅娜．吳引　005

作者序　了解他們，幫助他們／東尼．艾伍德　007

第1章　診斷　015

什麼是亞斯伯格症？　018

亞斯伯格症的診斷　020

診斷標準　032

需要診斷的六種情況　033

第2章　社會行爲　039

與社會行為有關的診斷標準　040

觀察與他人相處時的表現　042

社會行為規範　045

適當的社會行為學習計劃　050

社會技巧學習小組 057
友誼 066
目光接觸 079
情緒 081
社會行為策略摘要 094

第3章 語言表達 097

語用學和談話的藝術 099
以表面字義理解語言 109
特殊的說話節奏和韻律 114
學究式的言談 116
自創的新詞新義 118
放聲思考 119
聽覺方面的困擾 121
口語流暢性的表現 124
語言策略摘要 126

第4章 特殊興趣和例行程序 129

有關特殊興趣及例行程序的診斷標準 134
特殊興趣和例行程序策略摘要 145

第5章 動作笨拙 147
造成什麼影響？ 149
其他動作方面的疾症 155
動作笨拙策略摘要 158

第6章 認知 161
心智理論 162
智商分布 166
記憶力 167
彈性的思考 168
閱讀、拼字和數字 170
想像力 175
圖象式思考 178
認知策略摘要 181

第7章 感官過度敏感 183
聽覺方面的過度敏感 184
觸覺方面的過度敏感 190
對食物口感和味道方面的過度敏感 193
視覺方面的過度敏感 194

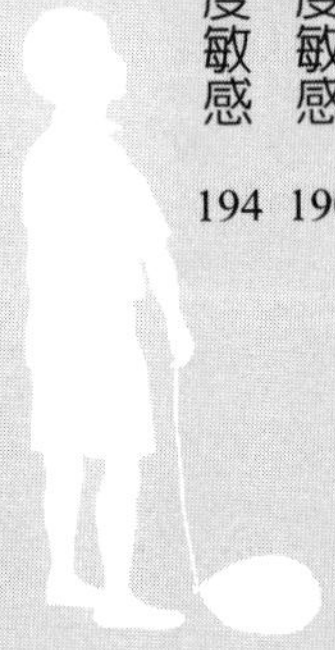

嗅覺方面的過度敏感 196

對疼痛和溫度方面的敏感度 196

感覺相連症 197

感官過度敏感策略摘要 198

第8章 常見的疑問與解答

常見的疑問與解答……201

1. 亞斯柏格症來自遺傳嗎？ 202
2. 此症可能是因為懷孕或生產過程所造成的嗎？ 203
3. 是否腦部某個區域的功能有問題？ 204
4. 此症是否因父母親的教養方式所導致？ 205
5. 亞斯伯格症是否可能與其他疾病同時發生？ 206
6. 所謂的症候群和個性、特別能力有什麼不一樣？ 207
7. 此症可能是因為語言方面的障礙衍生出來的嗎？ 208
8. 此症可能與注意力缺陷過動症同時發生嗎？ 209
9. 亞斯伯格症是精神分裂症的一種嗎？ 210
10. 高功能自閉症與亞斯伯格症有什麼差別？ 213
11. 亞斯伯格症的女性患者有不同的行為表現嗎？ 215

12. 如何幫助患者減輕焦慮？ 218
13. 患者會有憂鬱症嗎？ 224
14. 如何控制患者的脾氣和憤怒？ 226
15. 進入青春期之後，患者會有什麼改變嗎？ 231
16. 患者可能發展出正常的關係嗎？ 232
17. 亞斯伯格症的患者比較容易犯罪嗎？ 236
18. 患者需要什麼樣的資源？ 238
19. 如何選擇適合的學校和老師？ 241
20. 亞斯伯格症這個診斷名稱對患者有什麼幫助？ 244
21. 如何向他人解釋亞斯伯格症？ 246
22. 亞斯伯格症患者的生涯應如何規劃？ 250
23. 亞斯伯格症患者的未來？ 253

附錄

1. 如何取得資源與協助？ 258
2. 你今天心情如何？ 269
3. 亞斯伯格症常用的四種診斷標準 270
4. 亞斯伯格症相關參考書目及論文 275

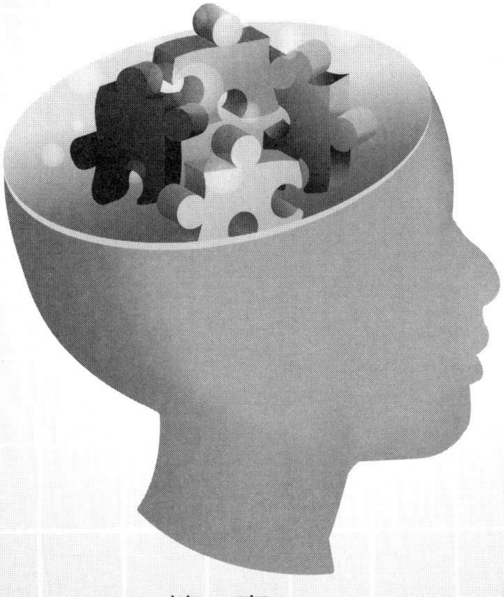

第1章

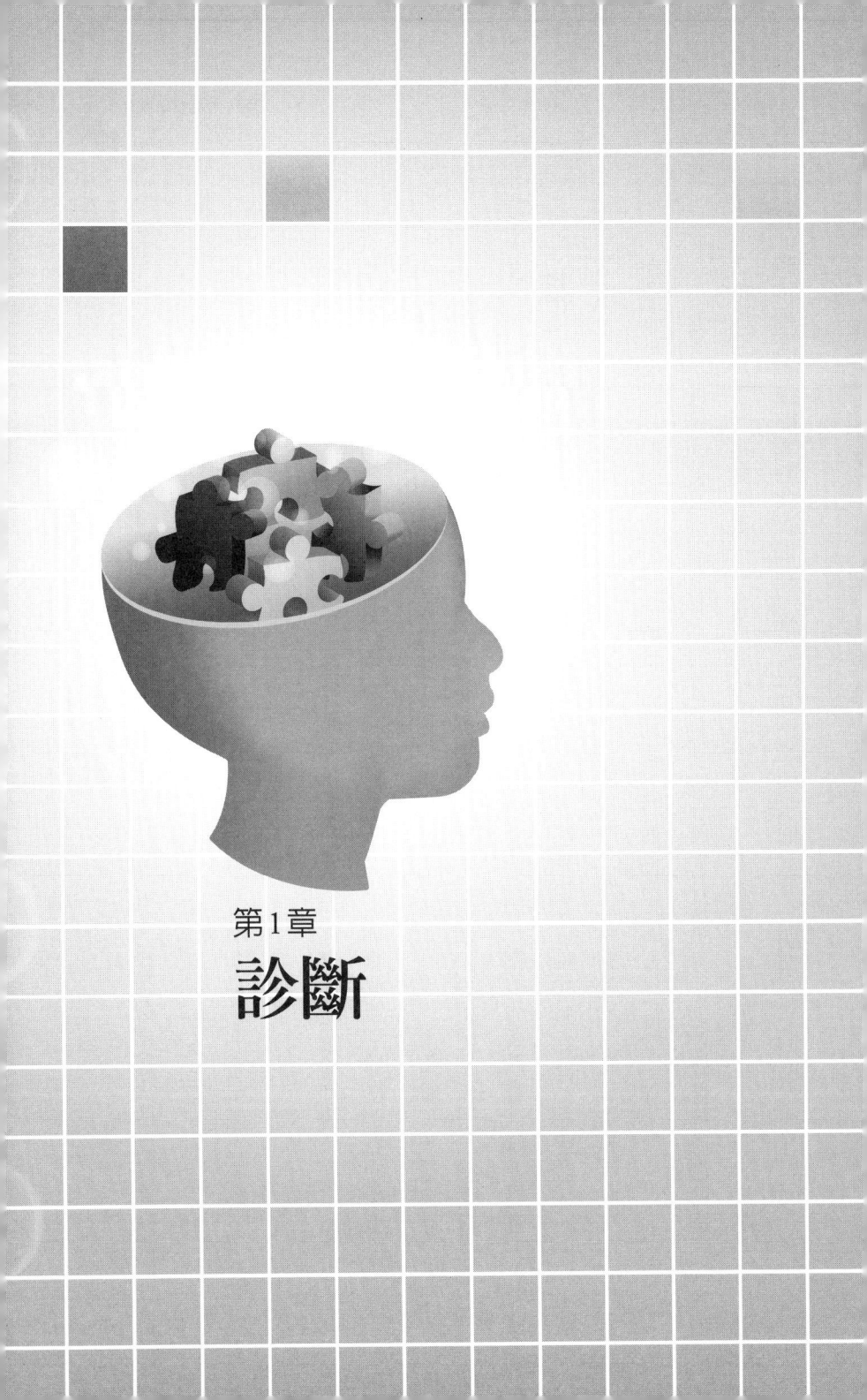

診斷

當郵差送信給二十號新搬來的這戶人家時，心中好奇地揣測這家人的姓氏和職業。一位年輕女孩筆直地走向郵差，開口就問：「你喜歡達爾特（Deltics）嗎？」郵差搞不清楚那是一種新的巧克力品牌，還是電視節目裡某個角色的名字，還沒來得及回答，女孩接著又說：「那是最有力的一種柴油火車。下午二點半從昆市開出的那班車就是達爾特的。我有二十七張有關達爾特的相片。」郵差終於聽懂她在說什麼了，覺得如釋重負，但還是搞不懂為什麼要談這個話題。女孩繼續描述那難得一見的火車頭的特色，一點也不在乎郵差對這種火車是否有興趣。最後，他不得不以一句突來的「再見。」打斷她的獨白，顧自落荒而逃。郵差很訝異這個小小年紀的孩子，怎麼會對火車如此了解；而他更不解的是：「她為什麼會認為我也對火車有興趣？她連看都沒看我一眼，並且一直打斷我的話。為什麼不談別的話題？她活像一本百科全書。」事實上，這是亞斯伯格患童與他人互動典型的一幕：缺乏社會技巧、難以進行互動式的對話、對某些特殊事物強烈的興趣，這些都是亞斯伯格症的主要特徵。

患童的父母可能會注意到孩子在學校被孤立，沒有什麼朋友。他們好像無法理解別人的肢體語言，常會說出一些令人尷尬的「實話」。十多歲的患童仍可能在超市的結帳隊伍裡大聲說前面的女人很胖，當父母制止並要求他安靜，換來的卻是更大聲的辯解：

「可是她真的很胖呀！」他無法理解父母為他的直言覺得難為情，更別提去體會前面那個女人心中做何感想。他只是很納悶：明明他對那個女人的觀察正確無誤啊！

通常此症的患者會對和交通、動物或科學有關的事物著迷。雖然興趣有時會有所移轉，但這些特別的主題，永遠主宰著患童所有的休閒時間與對話內容。他們可能只從表面字義去解釋別人的話，比如：「舌頭被貓吃了？」（意指：怎麼不說話？）要不就是過度精確的詮釋，好像在賣弄文字似的，讓人覺得面對的是一部會說話的字典。在學校，老師一定會注意到患童各項能力之間的落差很大：面對有興趣的事，患童的長期記憶力很好，專注力極佳，還會自行發展出解決問題的方法；然而，對於沒有興趣的科目或活動，他們缺乏學習動機、注意力低落，並且干擾其他學童的學習，因此被判定為特殊學習障礙。他們也可能在教室和操場等校內社交場合表現得很退縮，被其他學童嘲笑。父母和老師都認為孩子的外表及智力看起來正常，但是卻無法解釋他們為何無法表現出一般同齡兒童該有的理解力與社交能力。

什麼是亞斯伯格症？

羅娜・吳引在一九八一年發表的一篇論文中，第一次使用亞斯伯格症來定義這些孩子的症狀。她在論文中詳述了一群孩子和成人的特質，認為其能力和表現的行為模式，與維也納小兒科執業醫師漢斯・亞斯伯格所描述的族群高度類似。一九四四年，亞斯伯格醫師在他的博士論文中描述了四個男孩，他們在社會、語言和認知（也就是思考）能力方面的表現，皆異於一般兒童。亞斯伯格醫師把這類人格方面的異常稱為「自閉式的精神異常」（autistic psychopathy）。有趣的是，同時期美國李奧・肯納（Leo Kanner）醫師也提出了一份有關自閉兒（autistic children）的研究報告，兩位都用了同樣的詞彙，描述類似症狀的孩子。遺憾的是之後的三十年，亞斯伯格症的研究在歐洲與美國沒有得到太多的注意。雖然如此，亞斯伯格醫師並未因此中斷相關的研究和治療，他為這些孩子設立了一個矯正中心，其中一位修女維克多莉（Viktorine）結合了語言治療、戲劇和肢體教學，發展出第一套教育計劃。第二次世界大戰末期，這個中心被聯軍炸毀，同時也炸死了維克多莉修女。但亞斯伯格醫師持續執業，並且深受敬重（Frith 1991），直至一九八〇年逝世。在他去世的幾年後，冠上他姓氏的亞斯柏格症，才得到國際社會的注意與重視。

李奧・肯納和漢斯・亞斯伯格都描述這群孩子貧乏的社交接觸、溝通不良與特殊的興趣。李奧・肯納描述的個案有較嚴重的自閉傾向；相對地，漢斯・亞斯伯格所提的個案一般能力較強。李奧・肯納的論文主宰了後繼研究者對自閉症（autism）的定義及診斷，諸如對他人缺乏反應及嚴重的語言障礙等，也就是學界對自閉症的古典看法：沉靜而冷漠的孩子。而羅娜・吳引所關注的重點，是有些孩子在幼年時有典型自閉症的特質，但隨著年齡的成長，發展出流暢的語言能力，並想與人互動，雖已不符合傳統自閉症的診斷標準（根據肯納的診斷標準而言），但他們對於較進一步的社交技巧和對話，卻仍有顯著的困難。換言之，這一族群的症狀，更符合亞斯伯格醫師的描述。

羅娜・吳引於一九八三年於與邦格林醫師合著的報告（Burgoine and Wing 1983）中，提出亞斯伯格症候群主要的臨床症狀如下：

- 沒有同理心
- 天真、不恰當的行為、單向的反應
- 欠缺交友能力
- 重複、學究式的言詞

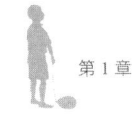

- 與語言能力無關的溝通障礙
- 對特定事物強烈的興趣
- 感覺統合不協調、行動笨拙、姿勢怪異

在一九九〇年代，學界普遍將亞斯伯格症候群當成自閉症的一種變異型態，同屬於廣泛性發展障礙（Pervasive Developmental Disorder, PDD），指涉此症可能廣泛影響大範圍能力的發展。如今此症已有其獨立的診斷標準，亦有研究顯示此症的發生率較古典的自閉症為高，某些從未被診斷為自閉症的兒童，也可能是亞斯伯格症的患者。

亞斯伯格症的診斷

亞斯伯格症的診斷分為兩個階段：對於那些疑似罹患此症的兒童，首先由家長和老師填寫問卷或量表；有經驗的專業工作者則在第二階段加入，應用此症固定的診療標準，以評估孩子行為與能力的異常發展。

第一階段：量表

不管是父母或是和孩子第一線接觸的專業工作者（例如老師、治療師及一般的執業醫師），因為對亞斯伯格症的認知有限，鮮少會考慮到把孩子轉介到治療廣泛性發展障礙的專門機構。當然，一般的自閉症診斷量表並不適用於此症（Yirmiya, Sigman and Freeman 1993），幸運的是，目前醫界已發展出兩個新量表，用來辨別可能的患者。這兩個量表是為父母和老師所設計的，一個是瑞典研究機構的成果（Ehlers and Gillberg 1993），另一個是澳大利亞（Gernett and Attwood 1995），兩者皆以正式的診斷標準、相關的研究文獻及廣泛的臨床經驗，做為發展的基礎。以下先列出亞斯伯格症澳大利亞量表（Australian Scale for Asperger's syndrome, A.S.A.S.）的內容。

亞斯伯格症澳大利亞量表

這份問卷是從行為和能力來篩選可能的患者，適用於小學階段的孩童。本階段也是此症表現最為明顯的時期。每一個問題或陳述之後，都有一個量表可圈選，本量表將依患者年齡評估，左端的數字「〇」代表的是正常表現。

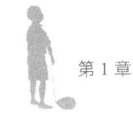

A. 社會和情緒方面的能力（Social and Emotional Abilities）

1. 這個孩子是不是不太懂得怎麼和別人玩？（例如，他可能無法察覺不成文的遊戲規則）

很少 0 — 1 — 2 — 3 — 4 — 5 — 6 經常

2. 當可以和別人自由互動時，好比在學校的午餐時間，這個孩子會避免和人有社會性的接觸？（例如，他可能會在角落獨處，或是到圖書館去）

很少 0 — 1 — 2 — 3 — 4 — 5 — 6 經常

3. 這個孩子對社會慣例和習俗不太了解，並且會有一些不恰當的舉動或評斷？（例如，他可能批評別人，卻不知道別人有被冒犯的感覺）

很少 0 — 1 — 2 — 3 — 4 — 5 — 6 經常

4. 這個孩子缺乏同理心，無法了解別人的感覺？（例如，他無法理解向別人道歉，會讓人感覺好些）

很少 0 — 1 — 2 — 3 — 4 — 5 — 6 經常

5. 這個孩子覺得別人應該知道他的想法、經歷和意見？（例如，他無法理解當時你不在他身邊，所以有些事情你無從得知）

很少 0 — 1 — 2 — 3 — 4 — 5 — 6 經常

6. 當事情有所改變或是出狀況時，這個孩子需要過度的保證？

很少 0 — 1 — 2 — 3 — 4 — 5 — 6 經常

7. 這個孩子不懂得微妙的情感表達方式？（例如，在某些情境下，他的情緒過度表達）

很少 0 — 1 — 2 — 3 — 4 — 5 — 6 經常

8. 這個孩子情緒表達不夠精確？（例如，他無法對不同的人有不同程度的表達）

很少 0 — 1 — 2 — 3 — 4 — 5 — 6 經常

9. 這個孩子對競爭性的遊戲和運動不感興趣？

很少 0 — 1 — 2 — 3 — 4 — 5 — 6 經常

10. 這個孩子對同儕的壓力毫無所覺？（例如，他對其他人為之著迷的玩具和衣服無動於衷）

很少 0 — 1 — 2 — 3 — 4 — 5 — 6 經常

B. 溝通技巧（Communication Skills）

11. 這個孩子對別人講的話，只做表面的字義解釋？（例如，他聽不懂這樣的俚語：「把襪子拉起來。〔意指：振作精神〕」）

很少 0 — 1 — 2 — 3 — 4 — 5 — 6 經常

12. 這個孩子說話有特殊的音調？（例如，他似乎有外地口音或聲調平板，沒有高低起伏）

很少 0 — 1 — 2 — 3 — 4 — 5 — 6 經常

13. 和這個孩子對談時，他對你說的話沒有反應？（例如，對你所談的主題他不會發問，也沒有回應）

很少 0 — 1 — 2 — 3 — 4 — 5 — 6 經常

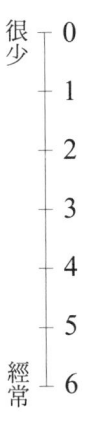

14. 對談時，這個孩子與你少有目光接觸？

很少 0 — 1 — 2 — 3 — 4 — 5 — 6 經常

15. 這個孩子說話總是過度精確或賣弄文字？（例如，讓別人覺得太正式或像部活字典）

很少 0 — 1 — 2 — 3 — 4 — 5 — 6 經常

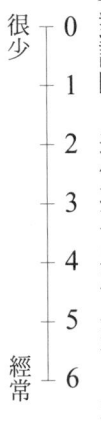

16. 當談話中斷或無以為繼時，這個孩子會不知所措？（例如，當他有疑問時，他不會再確認、澄清，只是轉變到自己熟悉的話題，或是花很久的時間去想該如何回答）

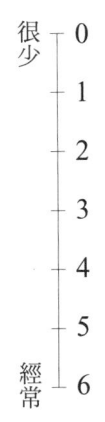

很少 0 — 1 — 2 — 3 — 4 — 5 — 6 經常

C. **認知技巧**（Cognitive Skills）

17. 這個孩子閱讀的主要目的是為吸收資訊，對小說、劇情類的書籍沒有興趣？（例如，喜歡百科全書或科學書籍，對冒險故事沒興趣）

很少 0 1 2 3 4 5 6 經常

18. 這個孩子對事件或事實的長期記憶力非常好？（例如，他記得鄰居幾年前的車牌號碼，或是能夠清楚想起多年前某一件事的細節）

很少 0 1 2 3 4 5 6 經常

19. 這個孩子無法參與社會性的角色扮演遊戲？（例如，玩家家酒時自己玩自己的，或者搞不清楚別的孩子所扮演的角色）

很少 0 1 2 3 4 5 6 經常

D. **特殊興趣**（Specific Interests）

20. 這個孩子對某樣事物特別的著迷，不斷地蒐集相關的資訊？（例如，對車子、

地圖或球隊比賽行程瞭若指掌）

很少 0 — 1 — 2 — 3 — 4 — 5 — 6 經常

21. 當原本的期待落空或是行程改變時，這個孩子會異常不安？（例如，走不同的路線上學會讓他感覺很苦惱）

很少 0 — 1 — 2 — 3 — 4 — 5 — 6 經常

22. 這個孩子發展出一套必須遵守的複雜儀式或例行程序？（例如，睡覺前一定要把玩具排好）

很少 0 — 1 — 2 — 3 — 4 — 5 — 6 經常

E. **動作技巧**（Movements Skills）

23. 這個孩子動作的協調性很差？（例如，不太會接球）

很少 0 — 1 — 2 — 3 — 4 — 5 — 6 經常

24. 這個孩子跑步的姿勢很奇怪？

很少 0 — 1 — 2 — 3 — 4 — 5 — 6 經常

F. 其他特徵（Other Characteristics）

下面這部分，請勾選出這個孩子曾表現出的行為：

a 顯現異常的害怕或不安，原因來自：
- 一般的聲響，如電器用品發出的聲音 □
- 輕輕的碰到或刮到皮膚 □
- 穿著某種特別材質的衣物 □
- 突發的噪音 □
- 看到某個特別的東西 □
- 吵鬧、擁擠的地方，如超級市場 □

b 興奮或不安時，會拍打或搖晃 □

c 對輕微的疼痛不敏感 □

d 語言發展較遲緩 □

e 臉部肌肉不尋常的抽動或怪動作 □

如果上述的問題，你大部分都有勾選，且前半部的量表評選值大部分介於二至六之間，並不代表這個孩子就有亞斯伯格症，但是你仍應該帶著孩子去做專業的評估和診斷。當然，以下章節中所提出的療法與策略仍然可供參考，且與上述問卷所提的問題，都是密切相關的。

第二階段：診斷評估

這個階段的診斷評估至少需要一個小時，評估內容包括孩子在社會、語言、認知、動作各方面的能力，還有孩子的特殊興趣，可能也會使用某些心理評量的工具。同時，父母親應提供孩子成長發育的相關資料。另外，老師與語言職能治療師所提供的資訊，也是非常寶貴的。

診斷評估的過程中，臨床的專業工作者會設計某些情境，以誘發孩子的行為，進行觀察與記錄。例如，在社會行為方面，觀察他們是如何與人互動；遊戲或談話當中，是否囊括了別人；有沒有眼神的接觸，臉部的表情和一些其他的身體語言。還有他對友誼的看法，或是有關情緒表達方面。當然也會詢問父母對孩子社會行為的了解，諸如社會互動的情形，如何面對同儕的壓力、競爭，和別的孩子玩的能力等。但是，在診療室中常常無法直接觀察到孩子與同齡孩子互動的情況，因此也可能到孩子上課的教室或操場去現場觀察，才能完整評估。

亞斯伯格症患童語言能力的發展，也有其共同特殊之處。通常他們開口講話的時間較遲，但是一旦會講話之後，便不斷地問問題，或進行單向的交談（one-sided conversation）。因此在評估時，專業人員會記錄他們在語言的使用上是否符合當時的情境。最常出現的情況是，他們不知道該說什麼或無法繼續談話時，不會設法釐清問題，不會承認自己不懂，反而花很久的時間去思考，或是乾脆直接切入自己熟悉的話題。他們可能語言流暢、字彙豐富，但他們所選擇的字句卻很不尋常，常常賣弄文字或是過度正式。他們說話的腔調奇特，和一般當地的學童不同；並且過分強調發音，例如別人可能隨意說「yeah」的場合，他卻清楚地發出「yes」這個字音。一項紀錄顯示他們誤用代名詞，捨棄「我」字不用，直接用教名（Christian name）稱呼自己。他們通常只能理解字句表面的意義，或在某些場合說出應該放在心裡、不該說出口的話。

研究人員也會評估受測者的認知能力，即思考和學習的能力。專業人員以一連串的故事，測試孩子了解別人的想法和感覺的程度。孩子對閱讀內容的選擇、對瑣事的長期記憶、參與角色扮演遊戲的表現，包括獨自一個人玩與和別人一起玩的情況，也會被記錄下來。患童在學校的學業表現和老師的看法，也非常重要。

對於孩子特殊興趣的發展情形，會從他們年齡、占據其談話或平常時間的比例，以及這個興趣的類型等方面來進行評估診斷。同時也會問父母親，關於孩子面對例行常規被更動、不完美、混亂和批評時的反應。

診療人員還會鼓勵孩子踢球、傳球、跑步、畫畫、寫字，以評估他動作的協調性。觀察者尤其注意孩子在高興或壓力下，是否會有特別的手部動作、非自主性的抽動或表情，甚至是扮鬼臉等。父母親必須回答孩子是否對某些聲音、觸感、材質或食物的味道特別敏感，並且記下這些感受的強度（如不舒服或痛苦等）。最後，診治人員還會檢視孩子是否有焦慮、沮喪或注意力短缺的症狀，以及父母的家族，是否曾出現類似的個案。懷孕、生產或嬰兒期的重要醫療紀錄，也需要進一步了解。要強調的是，沒有任何一項亞斯伯格症的特徵會單獨出現，也絕少有患童每個領域都表現出嚴重的障礙。每個個案都是獨一無二的，它們在不同的領域，各有不同程度的表現。

對一個臨床工作者而言，要考量不同症狀與其原因間的關係，是相當重要的。譬如語言方面的障礙，可能導致社交上的退縮與不成熟的角色扮演行為。許多亞斯伯格症的患童同時有語意語用障礙（Semantic Pragmatic Language Disorder, SPLD）。學習障礙和發展遲緩也會影響孩子社會行為的發展，因此孩子整體的能力和其發展的階段是否一致，也需要被列入考慮。有些智商較高的孩子可能在語言和一般社會能力的發展上都屬正常，卻覺得角色扮演的遊戲很無聊，看來好像很孤僻，這和亞斯伯格症是不同的。另外，注意力缺陷（Attention Deficit Disorder, ADD）的孩子有時看來也很像亞斯伯格症患者，這雖是兩種不同的行為異常狀況，彼此卻不是互斥的，同一個孩子可能兩種疾症都有，兩者之間的差異，是需要仔細分辨的。此外，天生害羞、內向、焦慮和人際互動技巧有問題，和此症又有不同。

在第八章中，我們會詳細討論與亞斯伯格症相關或相似的情況。就診斷評估而言，在此要解釋的是有些孩子顯現出亞斯伯格的症狀，但其成因可能是其他發展方面的問題。診斷評估的最後一個階段，是用正式的診斷標準來檢視上述所得到的觀察與資料。

診斷標準

漢斯・亞斯伯格醫師與羅娜・吳引，都未曾提出此症具體的診斷判準；即使到了現在，醫學界也尚未發展出一套公認的標準。目前臨床工作者有四套標準可供選擇，其中兩套是由臨床工作者發展出來的，另外兩套是研究機構發展的成果。最嚴謹的標準來自世界衛生組織（World Health Organization）的國際疾病分類第十版（the tenth edition of the *International Classification of Diseases*），以及美國精神醫學會（American Psychiatric Association）的精神疾病診斷及統計手冊第四版（the fourth edition of *Diagnostic and Statistical Manual of Mental Disorders*）。加拿大的薩馬利等人（Peter Szatmari and colleagues from Canada），以及瑞典的克里斯多夫和吉爾柏格（Christopher and Corina Gillberg from Sweden），他們所發展出來的標準則較為寬鬆。本書附錄收錄了四套標準供讀者參考；至於何者較為適合，則是見仁見智的問題。本書作者常使用吉爾柏格的標準，因為它清楚明確，較容易理解。

需要診斷的六種情況

近年的研究顯示，此症被診斷出來的平均年齡為八歲，但其實患者的年齡層分布，從小小孩到成人都有（Eisenmajer *et al.* 1996）。本書作者以多年的研究及診治經驗，歸納分類出亞斯伯格症病患在診斷確定之前，六種主要的求診情況。第一種是先前曾被診斷為自閉症患童，而且通常在兩歲之前就被診斷出來了。

1. 幼兒期即被診斷爲自閉症

吳引建議以較廣泛的角度來定義亞斯伯格症，原因之一是部分患者在學齡前即顯現出古典自閉症的症狀，但後來在溝通及各項能力皆有顯著的進步。這些語言發展和社會互動方面退縮的孩子，順利地發展出流暢的語言能力，並且能夠加入正常學童，參與學校生活，不再那麼冷漠和安靜，變得較為符合亞斯伯格所描述的症狀（Ozonoff, Rogers and Pennington 1991）。這種進展可能在短期間內快速發生，通常發生在五歲之前（Shah 1988）。醫學界目前仍不確定這是自然發展的現象，還是早期介入治療的成果；或許兩者皆有。雖然之前古典自閉症的診斷是正確的，但是孩子後來的發展，又比較像亞斯伯格症狀的描述。因此，自閉症的患童應定期回診，以確定是否有更符合現狀的診斷，和接受相應的資源及服務。

2. 新生入學檢查表現異常

有些孩子在學齡前可能並沒有表現明顯的異狀，因此家長或專業人員可能從不認為孩子有自閉症的特徵。不過，孩子遇到的第一個老師，通常嫻熟於學童的一般行為與能力標準，因而注意到單一學童逃避社會互動、無法了解教室常規、與人對話與角色扮演時表現異常、強烈著迷於某個特定的主題，以及在畫圖寫字或玩球行動笨拙。他們也可能在與他人無法避免的親近接觸時，會不自主地干擾或攻擊別人，或是無法等待。在家的時候，他們的表現可能完全不同，與父母、手足的互動都很正常；但只要一進入不熟悉的環境，或是與同年齡的孩子相處，上述的症狀就會明顯出現。以上都是亞斯伯格症的典型症狀，學校的老師卻不會特別注意，或考慮把孩子送到專門機構診治。他們被視為古怪的孩子，這個標籤會持續整個學校生涯，到頭來，只留給老師費解與困惑。

瑞典最近曾在研究中使用一套教師版的量表，這個量表被篩選出來的孩子，會進一步接受標準的診斷評估程序。研究人員原以為此症的發生率與自閉症差不多（約為千分之一），但研究的結果卻顯示，它的發生率幾達三百分之一（Ehlers and Gillberg 1993），且大部分的患童並未在幼兒期被診斷為自閉症。

3. 非典型的表現

某些患童在學齡前的發展與能力表現可能有些異常，例如語言發展較遲緩、曾接受語言治療，並被視為單純語言發展的障礙。即便如此，若能仔細觀察患童社會互動與認知能力的發展，以及他的興趣類型和表現，便會發現情況遠為複雜，亞斯伯格症應為較精確的診斷。有些孩子被診斷為注意力缺陷、腦部有癲癇或纖維腫瘤的問題，並以此解釋所有異常的癥候。就算孩子的症狀不是很典型，但許多臨床工作者其實並不了解亞斯伯格症，根本不知道父母親所描述的問題與此症有關。根據研究和臨床經驗顯示，雙重診斷的機率不在少數，只是第二個診斷，得等到多年後才會出現。

4. 親戚中有自閉症或是亞斯伯格症

一旦有孩子被診斷為自閉症或亞斯伯格症之後，多數父母會開始找尋相關資訊，無論是透過專業工作者、文獻或社群團體，並且期望認識其他同病相憐的家屬。有些家庭當中不止有一位患者，他們可能出現在不同的輩分和世代。

5. 衍生出的精神異常

此症的患者可能平安度過童年及小學階段，雖然表現孤僻、古怪，還不至於讓人覺得需要就醫。然而，到了青少年時期，他們不但開始覺察到自己在社交上的孤立，也想改善人際關係。這種嘗試不但不成功，還帶來更多的排擠和嘲笑，因而引發憂鬱，必須尋求精神科醫師的協助，這才發現其憂鬱的症狀，其實是從亞斯伯格症衍生出來。

許多年輕的亞斯伯格症患者焦慮的情形很嚴重，需要專業的治療；有的會發展出強迫性的行為，例如害怕被污染而不停地洗手等。經過深入了解後，有經驗的治療師會發現隱藏在這些症狀之後的亞斯伯格症。

患者到了青少年時期可能會退縮至自我的世界，開始自言自語，對社會接觸、個人衛生失去興趣。他們可能被懷疑患有精神分裂症，但在專業人員仔細檢查之下，才發現那是亞斯伯格症患者經歷青春期的現象。本書的第八章將探討如何預防或面對上述的症狀及其衍生的問題。某些個案就是因為這些衍生的問題，才被診斷出患有亞斯柏格症。

6. 成人患者的症狀

此症的患者不限於兒童或青少年，亦有成人被轉介，甚至自己主動要求進行診斷評估。有些患者因為自己的孩子或親戚被診斷出罹患此症，發現自己也有相同的特質，因而主動求診；有些人則從報章雜誌讀到相關的文章，懷疑自己也有類似的問題。在為成人進行診斷評估時，回溯其童年時期的能力和行為，取得可信的資料，是很重要的一環。除了本人的回憶外，父母、親戚和老師的看法，也是重要的資訊來源。

有些成人的個案是因為非典型的精神分裂或是酗酒的問題，而被發現是患者。雖然此症患者罹患精神分裂的比例與一般人相同，但因為表面症狀相似，許多患者因而被誤診。有些酗酒者用酒精減低社會互動所帶來的焦慮或沮喪，後來因酗酒問題求診，才被診斷出是此症的患者。

也有極少數的患者，因其特殊的興趣，出現犯罪及攻擊的行為，而被診斷出罹患此症。曾有一位著迷於火車的患者，決定在火車站月台「偷竊」火車引擎。他其實沒有惡意，只是對火車過於好奇與迷戀，因此被法院裁定接受精神方面的鑑定。有時這些個案是被一些就業服務機構轉介而來，因為他們的症狀至為嚴重，顯然需要特殊的幫助。

上述六種走向診斷之路的途徑，無論診斷結果如何，本書後續的章節中，都將提供更多有關此症的資訊，以及學習某些技巧的策略。這些技巧對一般人而言輕而易舉，但對患者而言，卻得加倍努力學習。

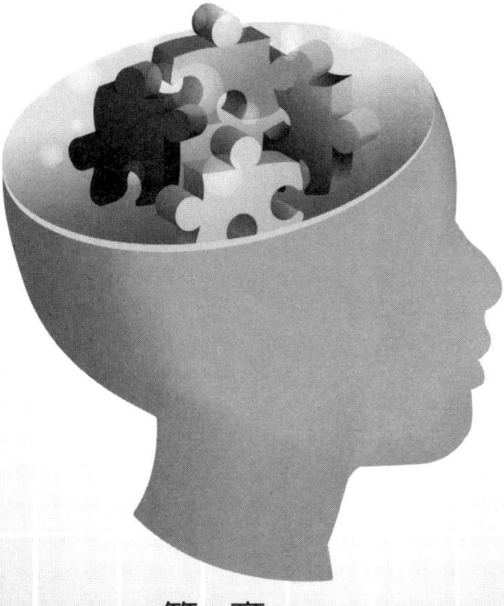

第2章

社會行爲

一般而言，我們的社會是以長相、行為舉止和言談來評價一個人。亞斯伯格症的患者外表沒有特殊之處，但是與他人的社會互動和對話技巧，卻顯得與眾不同。一位女性患者描述她在童年時期，曾過馬路到對面的人家，對不認識的小朋友說：「九乘九等於八十一，」而不是：「嗨！你想出來玩嗎？」（Schopler and Mesibov 1992）她們在社會互動方面的怪異表現，經常是顯而易見的。

與社會行為有關的診斷標準

此症的診斷標準嘗試界定亞斯伯格患者不尋常的能力和行為特質，而這些診斷標準，都指向著社會行為的障礙。

一九八九年吉爾柏格（Carina and Christopher Gillberg）根據其在瑞典所做的研究，提出了六項診斷標準，其中兩項就是有關社會行為的描述。標準中的第一項，界定的就是「社會功能的損傷」（Social Impairment），只要符合下列行為中的兩項以上，即被認定符合標準：

a 沒有和同儕互動的能力

b 缺乏和同儕互動的欲望
c 無法分辨社會性的線索
d 在社會和情緒方面不適當的行為

另一項診斷標準探討非語言的溝通障礙，如果孩子出現下列行為中的一項以上，就算在社會行為功能上有所損傷：

a 手勢非常少
b 身體語言笨拙
c 少有臉部表情
d 不恰當的表情
e 注視人的眼光僵硬而奇特

同一年，加拿大的彼得．薩馬利等人也發表了一套診斷標準，在五個主要大項之中，三項與社會行為相關（Szatmari, Brenner and Nagy 1989）。他們強調了某些在吉爾柏格的標準中未曾重視的行為，例如無法或很難體會別人的感受、眼光不看人、不會用眼神傳遞訊息、與人過度靠近等。罹患此症的幼童無法拿捏與他人的適當距離，會與人過度靠近，讓他人不舒服。一九九〇年世界衛生組織也發表了一套亞斯伯格症的診斷標準，強調患者無法與人分享其喜好、興趣和情緒，也無法順應情境修正自己的行為。最新的診斷標準是美國的精神醫學會於一九九四年出版的《精神疾病的診斷與統計》第四版，其中第一項標準即對社會互動障礙的特質加以界定，除了前述已提及的內容外，並加上缺乏社會及情緒方面的互惠行為，也就是說，患童會主宰與他人的互動內容。截至目前為止，大部分的標準都是來自臨床上的經驗，而非科學上的研究。相信隨著醫學界對此症的了解加深，診斷標準就會愈加精確。以下章節將更具體地描述患者在與人互動時有什麼不同，以及我們可以幫助他改善些什麼。

觀察與他人相處時的表現

亞斯伯格醫師在其發表的原始文獻中，曾經描述患童不願加入別人的遊戲，或是在被迫加入時，有多麼的驚恐（Asperger 1991）。這些年幼的患童似乎沒有加入同儕團體的動機，也不在乎是不是與周遭的人「同調」，好像自己獨處就已足夠。沃爾夫（Sula Wolff 1995）曾摘錄一段患童的話：

我就是沒辦法交朋友……我喜歡自己一個人，看著我蒐集的錢幣……我家裡有一隻小倉鼠做伴，那就夠了。……我可以自己玩，我不需要別人。（p.7）

患童並非全然自私，只是他們以自我為中心。部分患童會在同儕一起玩時採旁觀的態度，或是寧可和較年長或較年幼的孩子一起玩。和別人一起玩時，患童可能傾向於強迫別人或是操縱全局。只要別人按照他們的規定，他們的人際互動狀況就勉強可以持續下去。有時他們會逃避社會互動，原因不只是缺乏社交技巧，也因為患童不能掌控全局。唐娜．威廉斯（Donna Williams 1992）曾經這樣描述她的童年：

小愷住在我家附近，她可能是當地同年齡最受歡迎的女孩。她會要她的朋友們列隊，然後開始數：「你是我第一號最好的朋友，你是第二號……」我是第二十二號，另一個很文靜的南斯拉夫小女生敬陪末座。我可愛又甜美，有時也會娛樂別人，但是我不知道如何和別的小朋友玩。不過我會自創一些小遊戲或出去探險，有時也會讓別的孩子加入，但是他們一定得聽我的。（p.24）

讓別人參與就會有風險，必須分享與整合不同的意見，有時要為自己的想法辯護，甚至做出妥協。患童對別人想玩的遊戲不感興趣，也不想對別人解釋自己在做什麼。他們在自己的世界裡顯得自得其樂，對於別人善意的加入，反倒可能生氣，甚至做出粗魯與攻擊的行為。有時，他們就是想要自己一個人玩。

學校午餐時間，他們可能會找一個僻靜的角落，獨自用餐；時而自言自語，時而獨自在圖書館查閱跟他們特別癖好有關的資料。你如果問他為何不和別的孩子說話？可能會得到這樣的回答：「不用，沒必要。」對他們而言，跟大人互動更有趣，因為大人知道的比較多，也比較會調整和人的互動的方式，補足了患童在社會技巧方面的不足。

患童對團體沒有歸屬感、不隨眾，他們不理會班級或團體的流行，只關心自己的喜好。他們對競爭性的運動或團隊遊戲通常不感興趣，在參加球賽時，患童可能在擊球及接球的表現不遜旁人，但是當所有人都為一位隊友加油、興奮嘶喊時，他卻呆若木雞，好像正在為飛過的蝴蝶而分心。他對球隊的輸贏沒有興趣。一位亞斯伯格症的青少年患者說，他不懂團隊的勝利有什麼好開心的，有人贏就有人輸，對方那一隊的輸，怎麼會變成自己的高興和滿足。

他們對於同儕團體的壓力也沒有感覺，不在乎流行的穿著打扮或玩具，絕少被邀請參加同儕的派對，幾乎沒有真正的朋友。年紀小的孩子對於被孤立不見得介意，他們滿足於獨處，或是兄弟姊妹的陪伴。年紀稍長的孩子會自覺到這種孤立，想和其他同年齡的人有更多社會互動，卻因為僵硬和不成熟的社交技巧，經常被排拒。身為父母的看在眼裡，當然會覺得心疼。

社會行為規範

亞斯伯格症患者無法覺察不成文的社會規範，因此會不自覺的說出激怒或得罪別人的話。患童可能隨時說出真實但是令他人難堪的話。例如，亞斯伯格症的青少年可能突然中止對話，停下來檢視對方歪七扭八的牙齒。這種行為也許算得上認真地觀察，但對兩人談話的順利進行，卻完全沒有幫助。另一位對電腦很有興趣的患童，從父母親的談話中得知鄰居買了台新電腦，馬上就到對方家裡去使用。當時已過晚上十一點，鄰居上床睡覺了，他們以為有竊賊侵入很緊張，當發現這個孩子未經同意就擅自闖入時非常憤怒。但患童面對他們的反應，卻顯得困惑而茫然。

一旦向亞斯伯格患童解釋某些行為規範後，他們可能會鐵面無私地嚴格執行，甚至成為班上的糾察，誠實的揪出違反規定的行為。例如，有個孩子為了取悅同學，趁老師不注意時故意搗蛋。當老師問：「是誰做的？」全班鴉雀無聲，最後就是這個亞斯伯格患童打破沉默，不顧大家暗示的眼光，宣布是某人搞的鬼。就這樣，他觸犯了另一條不成文的規定，那就是「保持緘默」。當別的孩子決定破壞某些規定時，亞斯伯格的孩子卻毫無彈性的仍堅持到底。

患者的行為，有時也會讓人覺得沒有禮貌。例如，一位年輕的患者，為了吸引母親的注意，不管她正和一群朋友在談話，就大聲的叫：「嗨，就是你！」在這一類公開的場合，顯然還有更適合的方式和媽媽單獨說話。患童對自己的想法衝口而出，並不考慮到後果。陌生人可能即刻認定這是一種粗魯、不體貼或調皮的行為，認定那是父母的責任，以責難的眼光看待他們的父母。他們甚至可能說出：「這個小孩只要讓我教兩個星期，就會不一樣。」父母可能真的會樂於讓別人替他們帶小孩，一來他們真的需要休息，同時也可以讓對方了解真相，讓其他人了解亞斯伯格症的孩子並非魯莽，而是不懂得應對技巧，也不理解其行為對他人所造成的影響。

社會性故事

卡羅・葛瑞（Carol Gray）發展出一套稱做「社會性故事」（Social Stories）的技巧，以協助此症的孩子擷取線索，了解他人在特定情境下的反應。這套方法也可以幫助旁人了解患童的觀點，理解為什麼他們的行為會如此天真、怪異或叛逆。在與人互動時，孩子的行為若不符合一般的社會規範行為時，就會有狀況發生。這套技巧是利用簡短的小故事，內容包括情境的描述，解釋了適當的反應與表情。例如，有學童在學校被其他人告狀，指他在午餐排隊時干擾別人，表現得粗魯、挑釁又不負責任。或許有些孩子的行為真是如此，但此症的患童卻不盡然。這個故事先從患童的角度開始陳述，他可能對排隊這件事感到不解：為什麼只能排成一排？他應該排在哪裡？排隊等待時又該做些什麼？對他們而言，這都是困擾。對別的孩子而言，這些是理所當然的小事，對此症的患童卻不然，他們欠缺一般人所謂的社會性常識。但是，經過解釋和教導之後，他們還是可以學會與人互動。

在編寫這個故事的時候，內容要包括相關的社會線索、被期待的反應、發生了什麼事情以及原因。葛瑞提供了一些技巧，基本上把句子分為四種類型：

描述型：客觀定義情境，在哪裡發生，有誰在場，他做了什麼以及其原因。

觀點型：如果需要的話，描述並解釋別人的感覺和反應。

指示型：陳述故事主角（也就是患童本人）應該說什麼或做什麼。

控制型：提出幫助主角進入狀況與該怎麼做的策略。通常是由孩子自己提議並寫下來，同時容許融入他個人的特殊興趣。

編寫故事的時候，注意要納入這四種句子，並且取得平衡，避免太多指示型的句子，或者太少描述型及觀點型的句子。葛瑞建議每二到五句描述／觀點型的句子，穿插一句指示／控制型的句子，否則整個故事會變成一張待辦事項的清單，卻未解釋為何及何時要辦。同時應注意使用的字詞難度，要符合孩子的年齡可以理解的程度，長度也不要超過他們可以持續專注的時間。敘述宜用第一人稱現在式，會讓孩子更有臨場感，並且避免文法時式的問題。剛開始練習時，讓孩子選擇曾發生過、有成功經驗的經歷，把焦點放在說故事方法的遊戲規則上。學齡前的孩子還需要一些圖片的說明，甚至可以用錄音機輔助。如果孩子年齡較大，父母親或老師可以假裝自己是記者，使用雜誌或報紙報導的陳述語氣，就孩子和父母親在外購物時，巧遇同學或朋友，應如何打招呼應對，寫成一篇短文。

下面就示範一個例子。這個故事的情境設定，是一個小男孩在排隊吃午餐時，出現干擾別人的行為。

我就讀的學校有許多教室（描述），其有一個是午餐室（描述），大家通常都在那裡吃午餐（描述）。孩子們聽到午餐鈴響（觀點），就知道該到午餐室門口排隊了（觀點）。所有人排成一列，後來的人照順序排在隊伍最後（指示），這對等待的人是很公平的（觀點）。我到達的時候，也試着從隊伍最後面開始排（指示）。大家都餓了，都想要早點吃飯（觀點）。我會盡量耐心安靜等著輪到我的時候（指示）。隊伍像烏龜一樣緩慢移動（控制），有時候往前挪一點，有時根本在原地不動。我這樣安靜地排隊，我的老師一定覺得很高興（觀點）。

這是一個經過剪裁的故事，因為那個患童對爬蟲類動物很有興趣，因此編進了有關烏龜的情節。「通常」這個字經過斟酌的，因為午餐並非總是在午餐室吃。「試著」也是刻意選用的字，代表我們並不期待他每一次的行為都是完美的。「有時」和「可能」也都是可以常用的字，以避免萬一事情不如預期，或者發生和平常不同的情況。藉著這種社會性的故事，可以讓孩子了解一些社會規範的原因和線索，以及這些規則對生活的重要性。

經過這樣的練習，亞斯伯格症的患童可以漸漸經由指示和分析，學會一些社會規範，而不再只憑其直覺行事。他們必須經常思考自己該採取的行動——事實上，人們常有機會看到亞斯伯格症的孩子停下來，花時間考慮那些其他孩子想都不用想，馬上可以做出反應的事。對患童而言，「思考」是必須的。接下來要介紹一些其他的策略。

適當的社會行為學習計劃

父母親能做些什麼？

首先，父母親可以觀察孩子與同年齡孩子玩遊戲和互動的行為。如果患童是男生，在學校最常玩的是玩具車和打球，那就陪他們玩接球、丟球和玩具車。這樣做不只是在幫助他增加遊戲的技巧，也讓他學習在遊戲過程中可以說些什麼話，或是如何和別人一起玩。有時即使是最基本的規則，也需要向患童仔細解釋。例如，不管對方的人怎麼說，只把球傳給自己的隊友。然而，可能還是有人受不了和亞斯伯格症患童玩遊戲，因此身為他們的父母要有耐心當孩子最好的朋友，以同年齡孩子的身分及方式，陪患童一起玩。其實這是一個重拾純真的好機會，你可以陪孩子一起到遊樂園冒險、一起搭火車軌道、用泥巴做派、下棋……要記得，你有耐心的陪伴孩子，可以鼓勵他們學習得更好。

下一步就是觀察患童與他人互動的情況，請將他們特別需要學習的部分記下來。以下是亞斯伯格症的孩子需要學習的部分：

□如何開始、繼續和結束遊戲

這個孩子可能需要學習說：「我可以一起玩嗎？」「接下來你想玩什麼？」「你可以幫我忙嗎？」「我現在想自己一個人玩。」等句子，否則，他們很可能會直接說：「你都不照我說的做，我不跟你玩了。」因而讓別人不喜歡和他們做朋友。

□保持彈性，合作和分享

在團隊活動中，亞斯伯格症的孩子喜歡完全掌控，不接受別人的意見。家長必須讓患童了解：以不同的方式進行，並不代表是「錯」的；分享和合作，可以讓事情進行得更順利。

□不想和別人互動的時候

這個孩子也需要學習在不想和別人玩的時候，以適當的方式表達。有時候，他們其實只是單純的想要獨處，卻表現出侵略性，讓人以為他們又要操控或搶東西。教他們在此時說一些適當的話，然後鼓勵別的孩子尊重他們。

□教他們該如何做

當這個孩子與人互動時，可能會因為不同的原因而犯錯，諸如不了解別人會有什麼感覺、不知該做些什麼，或者不知道還有其他的選擇。通常，他們是沒有惡意的。記得向這個孩子說明他應該怎麼做，然後叫他想想看別人會有什麼感覺。

□請朋友來家做客

邀請一位朋友和這個孩子認識，無論是否一起出遊，最好都有大人陪同，以隨時補足孩子在社會技巧方面的不足，讓本次的邀約經驗美好，並促成下一次別人的邀請。

□參加活動或社團

除了學校之外，加入如童軍團等社團活動，也可以提供社會互動的機會。參與這些活動的優點是有大人督導，而且組織井然。父母親必須向負責督導的成人解釋亞斯伯格症患者問題的本質，以及一些有效的對治方法和策略。

老師能做些什麼？

在教室，老師也可以讓亞斯伯格症的孩子學習適當的社會行為。以下是一些有用的策略：

□讓其他孩子的表現成為參考的範例

當一個孩子不了解教室的規矩時，就可能做出干擾同學的行為。當亞斯伯格症的孩子犯錯時，記得提醒他，先看看同學們在做什麼，例如端正地坐好、安靜地做自己的事，或者排隊等。教他觀察同學們在做些什麼，比較一下，想想自己的行為是否恰當。

□鼓勵參加合作性的遊戲

許多教室活動都可以設計成小組參與的形式。剛開始時，需要教導亞斯伯格症的孩子如何輪流，和別人一起接受公平的參與。如果是競賽式的活動，這個孩子可能總是要搶第一，目的不見得是要贏，只是因為搞不清遊戲的規則，想堅持一種順序而已。

□示範相處之道

年幼的學童常常不知道，該如何和亞斯伯格症這種行為很不一樣的同學相處，這時老師必須當一個很好的示範。老師對這個孩子的包容、互動方式和鼓勵，會被班上的同學模仿。當同學表現出幫忙和支持的行為時，應該給予認同和鼓勵。

□說明各種求助的方法

年齡小的孩子常把老師當成獲得知識和幫助的唯一來源，老師必須教導亞斯伯格症的孩子，除了老師之外，還有其他同學和求助的管道。

□鼓勵發展友誼

每個孩子的個性都不同，亞斯伯格症的孩子需要花很多的時間和功夫，才搞得清楚怎麼和大家互動。因此，先從幾個較懂得教別人如何和他們玩的孩子開始，男生女生都可以，一旦有了目標後，就多給他們互動的機會。這些同學甚至可以在這個孩子被人欺負或嘲笑時，扮演保護者的角色。老師不在教室的時候，這些同學也可以提醒這個孩子什麼時候該做或該說些什麼，或是邀請他加入活動和遊戲。有些孩子幫助別人的能力是非常強的。

□下課時間操場要有人督導

對大部分學生而言，下課到操場自由活動是每天最棒的時間。然而，這樣一個較沒有結構、吵雜、與人互動又需要社會技巧的時段，對亞斯伯格症的孩子而言，可一點都不好玩。這是他們最脆弱的時刻。如果有人在場督導，需要先認知到這個孩子的困難，幫助他們參與別人，或是尊重他們獨處的需要。上學或放學的路上，常常也是他們很需要幫助的時候。

□注意兩面個性

亞斯伯格症的孩子可能很清楚在學校要遵守規矩，因此努力的像別的同學一樣。這樣的自我要求會帶來壓力，有時在學校累積了一整天的壓力後，就很容易在家中引爆怒氣。於是他們在學校和在家裡判若兩人，發生這種狀況不見得是他們的父母不會教孩子。所以在放學回家前，如果老師能幫助紓解壓力，回家後的情況會改善許多。父母親也可以在孩子下課回到家時，先幫助他們紓解一下在學校所累積的壓力。

□尋找助理教師幫忙

本書提到許多在學校使用的技巧，並不包括在一般學校課程內，學校應有特殊教育的老師或小組教學，提供亞斯伯格症的孩子有關社會行為上的協助和教導。所需時數的多寡因人而異，但基本上要教導患童認識亞斯伯格症是什麼，以及因應的方法。至於助理教師可以做些什麼，本書後續第八章有更詳盡的討論。如果學校的資源不夠，也可以考慮由年紀較大（資深）的患童，以大哥哥、大姊姊的身分幫忙學弟妹。

社會技巧學習小組

目前已有研究文獻報告亞斯伯格症社會技巧學習小組成功的成果（Marriage, Gordon and Brand 1995; Mesibov1984; Ozonoff and Miller 1995; Williams 1989）這些小組提供機會，讓患者得以學習和練習某些進階的社會互動的能力。這些課程可能是戲劇課或說話課的一部分，或由專業的亞斯伯格症治療師帶領。小組的成員可能來自不同學校患有此症的學生，若能有一般沒有此症的普通學生參與，效果會更好。成員不能太多，以免太多的干擾，或個別指導的機會不足。小組活動進行之前，成員、老師或家長都可提出一些想要學習的特別情境，而且必須大致了解每一個參與者的缺點與長處。每一個要練習的情境必須進一步詳細的討論，以便了解患者對事件、訊號、動機和選擇的看法和詮釋。畢竟不僅亞斯伯格症的患者不太能了解別人的想法和感覺，旁人也同樣無法完全掌握他們的想法和感覺。

以下是一些小組練習的建議內容：

- 重新扮演一次事件發生的經過，包括解讀錯誤的情境線索、成員不知該如何回應的情況，然後由小組成員建議一些合適的回應方式。

- 示範一些錯誤的社會行為，請小組的成員指出其不當的地方。可由小組的帶領者來扮演那位社交技巧很差的人，由小組成員們來指正。可以漸進式地加入一些較微妙的小細節，也可以適當的利用錄影帶輔助（例如，Mr. Bean豆豆先生的影片，就是很好的教材）。在示範正確的行為之前，先演練不當的行為，效果（笑果）也會不錯。
- 分別由瑪格麗特・杜威（Margaret Dewey, 1991）和海頓・艾利思等（Hadyn Ellis and colleagues, 1994）發展出的非正式的社會情境辨別測試，也是很好的練習的方式，以下舉兩個例子：

二十三歲的查理已經好幾個月沒有工作了。這一天他的心情很好，因為他正在前往一個面試的路上。當他搭電梯時，有一個陌生人愉快地和他打招呼，說：「今天天氣不錯吧！」此時正好，查理從電梯的鏡子裡看到自己的頭髮翹了起來，但是又沒有隨身帶梳子。他就轉身問這位陌生人：「你有沒有梳子，能不能借用一下？」

查理這樣做恰當嗎？那位陌生人可能會有什麼感覺和反應？

二十五歲的凱思在一家公司上班。午休時間，他常帶著午餐到小公園，找一張椅子，在陽光中享受午餐。他會撕下一些三明治，撒在地上給鴿子吃。一天，他又來到最喜歡的椅子前，旁邊擺著一台嬰兒車。凱思看到一位婦人在一旁推著一個小孩盪鞦韆。突然，嬰兒車中的小嬰兒哭了起來，但因為盪鞦韆發出的吱吱聲，那位婦人沒有聽到嬰兒哭。凱思從照顧小姪子的經驗中學到，小姪子哭的原因，可能是尿片出了問題。與其打攪那對母子盪鞦韆，凱思決定幫忙，馬上打開小嬰兒的尿片檢查看看。

你覺得凱思應該解開小嬰兒的尿片嗎？那位母親看到凱思的舉動，可能會怎麼想？凱思還有什麼不同的做法？

- 看電視也是學習社會情境辨別技巧的好方法，例如美國一部電視喜劇《來自太陽的第三塊岩石》（*Third Rock from the Sun*）中的外星人有著人類的外表，想要學人類的方式與人互動，過程中經歷了許多困惑，也犯了許多的錯誤，就像患有亞斯伯格症的青少年一樣，為全劇製造了許多笑果。
- 從一些亞斯伯格症患者所寫的自傳和詩作當中，可以了解他們的經歷和感覺，讓人知道如何去理解他們。近年，法蘭西斯卡．哈沛（Francesca Happé 1991）把患者的自傳作品整理出版，有詩的創作，有生命的故事。下面的作品來自一個社會技巧學習小組：

一隻腳進，一隻腳出，
　這就是亞斯伯格症。
有時候我會問為什麼是我；
　有時候我認為其實這樣最好。
跟別人有點不一樣，
　可以讓你做次好的。
沒有人真的了解，
　日子過得有多吃力辛苦。
我看起來和別的孩子一樣，
　但就是有一些小事會讓我抓狂。

（Venessa Royal）

小組的領導者從亞斯伯格症的成員中蒐集了下列作品：

到處都是人，
　說著話，穿著鮮豔
　吵雜的話語有如答答的馬蹄聲。
　絢爛的色彩令人目眩，
　那些話語刺傷了我的耳朵，
　那些色彩刺痛了我的眼睛，
　喔！為什麼人們不能穿著樸素，保持安靜。

（Dianne Mear 1994）

人類是最不講邏輯的。
無論他們說什麼，
或是做什麼，
都沒有道理。
喔！為什麼人們不能合邏輯一點。

（Dianne Mear 1994）

下面這一首是吉姆所寫有關搭橋的詩，也是經常出現在患者創作中的主題。

我搭了一座橋
不知從哪裡，跨越空無
不知在橋的那一邊會有什麼。

我搭了一座橋
在霧當中，跨越黑暗
希望在橋的那一邊會有光亮。

我搭了一座橋
從沮喪，跨越遺忘
我知道在橋的那一邊會有希望。

我搭了一座橋
從地獄，跨越混亂
我相信在橋的那一邊會有力量。

我搭了一座橋

從地獄，跨越恐懼
那是一座很好又堅固的橋，一座美麗的橋。
　那是一座我自己搭的橋，
我的雙手就是工具，我的堅持就是支架，
我的血液就是釘子，我的信心就是繩索。
　我搭了一座橋，走過了橋，
但是在橋的那一邊，沒有遇見任何人。

（Cesaroni and Garber 1991, p.311）

- 患者有時會需要向別人解釋，人們之所以不了解這種社交能力的障礙，並不是他們的錯。下面是一位小組成員日記的片段：

今晚有社會技巧的課。我們談到讀別人的身體語言，在不知道別人在想什麼的情況下，要知道別人在想什麼，真是不容易。就好像你知道某人壓力很大，但是不知道為什麼他會壓力大一樣。我就是這樣。

- 提供有關身體語言方面的指導，用不同的姿勢來分解，還可以設計成「猜猜我心意」的遊戲。
- 也可以為即將發生的事情預先練習，如被嘲笑欺負的時候，或是想邀人跳舞或約會時。
- 也可以用錄影機將練習錄下來，讓小組成員觀看自己的表現，但事後的評語最好是正面的。要注意的是，錄製的過程不要讓大家分心。
- 就算參與者在小組中的表現很好，某些技巧已經演練成熟，他仍然可能無法以此技巧類推、運用到其他情境，或者很難採取主動。也就是說，就算技巧純熟，參與者也不會判斷何時該用。在這種情況下，實際的運用練習和督導很重要，每當學員學了新的技巧，最好讓老師和父母知道，以便提供不同情境下練習的機會。小組當中有非患者參與的好處即在此，即使父母親和老師不在場，仍然可以提供患者自然情境之下練習的機會。
- 準備一些故事和戲劇表演，讓這些患者有機會發揮其優點，表現其特質。例如，針對某些特別主題表現其細微的觀察、對場景的超強記憶力等，讓他成為英雄。
- 從名人身上尋找個人特質或經歷，如科學家或藝術家的傳記故事，看看小組成員中是否有人表現出類似的地方。可以把這當成家庭作業或是報告題目，讓成員們去圖書館找資料。愛因斯坦和莫札特會是很好的開始。

- 馬奎思（M. Ann Marquis）把「棋盤遊戲」（Trivial Pursuit）這個遊戲改編成訓練社會技巧的活動。例如可以問以下的問題：
  - 哪一個字是以「i」開頭，用來形容一個人，會讓別人覺得受傷。
  - 當別人送一個你不喜歡的禮物時，你會怎麼做？
  - 你的朋友想要去做一件你認為是錯的事情時，你該怎麼辦？

有許多答案會被提出來，但要注意討論的過程，並強調在某些情境中可以有不只一種的應對方式。有關這個活動的細節，請參考書後附錄。

- 在某些情境下，最好什麼話都別說，以免冒犯別人，或是讓人覺得窘迫。讓小組成員演練這種情境。
- 讓小組成員描述其生活當中重要的人，不只其外貌長相，還要包括他們的個性，以及喜歡或不喜歡他們的理由。

- 小組也可以安排活動訓練會話的技巧，以及了解和表達情緒。本書後面會談到這方面的訓練。

社會技巧小組的功能可以是教育性的，也可以是娛樂性的。課程的進度可依成員的能力和進步的速度有所不同。同時，父母親、老師和治療師都可以發揮其知識和創造力，設計出適合個別成員的活動內容。

友誼

研究顯示，友誼概念的發展是有階段性的。隨著年紀漸長，兒童的心智逐漸成熟，他們對什麼樣的行為代表友善，會有不一樣的看法。若飛等人（Roffey, Tarrant and Majors 1994）在其研究中，針對知識、道德的發展以及社會經驗的複雜互動，提出了四個發展的階段。

第一階段：學齡前

學齡前的階段，孩子從「跟」著人玩，發展到真正的與人「一起」玩。他們開始學會除非有「分享」和「輪流」的因素，有些遊戲是不可能玩得成的。慢慢地，孩子會發展出一些面對衝突的方法，變得較不自我中心，也不一定要擁有。最受歡迎的孩子是那些會正面主動邀請別人的孩子，例如說「我們去玩……」，或是清楚表明歡迎別人加入的人。而他們之所以把某人當朋友的原因，通常都是單純因為「就近」。若飛引用了一段三歲孩子的話，說明這一階段的發展：

「為什麼朱利是你的朋友？」
「因為我喜歡他。」
「你為什麼喜歡他？」
「因為他是我的朋友。」
「還有什麼其他原因讓你喜歡他？」
「因為他住在隔壁。」（p.1）

因此教導年紀幼小的亞斯伯格症患童要與人分享，邀請別人參與活動，和積極主動的行事，是很重要的。

第二階段：五歲至八歲

下一個發展階段介於五歲到八歲之間。孩子開始了解為了讓友誼持續，需要所謂的「有來有往」，也發現朋友可以滿足某些實際的需求。然後，一個人的個性會成為是否與之結交的重要因素。朋友就是你可以信賴、可以求助的人，朋友是會把東西借給你的人。在這個階段被同儕讚許的人，是友善和會讚美別人的人。在此若飛引用的是一段六歲孩子的談話：

「為什麼瑪提娜是你的朋友？」

「因為她坐我的旁邊，而且會借我鉛筆。」

「還有什麼其他原因她成為你的朋友？」

「因為她會參加我的派對，我也會參加她的。」（p.1）

還有另外一段：

「朋友就是會讓你快樂的人。」

「朋友是會和你分享東西的人。」

因此這個年齡層的患者，要學習如何讚美別人、表達關懷和幫助別人，無論是在日常生活當中或是在學校裡。

第三階段：九歲至十三歲

第三個階段是在青春前期，也就是九到十三歲時。對這個階段的孩子而言，性別開始扮演重要的角色了，相似性、一起探索、情緒支持和別人如何看待自己等因素，開始變得非常重要。因為分享親密的經驗，可以成為密不可分的朋友。以下一個九歲孩子的話：

「為什麼彼得是你的朋友？」

「因為我們一起笑。」

「有其他的原因嗎？」

「我拼不出一些字來的時候，他會幫我。」

「朋友就是你可以跟他說話，他會聽你說話的人。」

「朋友就是會對你好，不會欺負你的人。」（p.1）

在這個階段，朋友間重視的是興趣的分享，因此可以提供此症的患者多一些機會和同好相處，讓他們學習表達自我，以及傾聽、了解別人的想法和感受。可惜的是，通常患者很難「破冰」開始建立友誼，而且一段真正友誼的結束，對他們而言打擊很大。

第四階段：青少年期

第四個階段是在青少年期，此時的友誼講究的是信任、更高度的自我表白和彼此欣賞。交往的對象也從兩兩為友，進展到一群有相同價值觀的朋友。一個十三歲的青少年這麼說：

「為什麼安珀是你的朋友？」

「因為我可以信任她，和她分享我的祕密。」

「還有什麼其他的原因？」

「因為我們對事情的看法一樣。」（p.1）

亞斯伯格症的青少年患者，喜歡和人維持柏拉圖式的友誼，很難對別人自我表白。他們有自己心目中的英雄和極少數的朋友，而且很難發現朋友不同的需求和改變。只和一個朋友相處的時候，他們覺得比較輕鬆自在，兩個人就嫌多，三個人就算擠了，再多人就開始退縮，寧可一個人獨處。而他們的價值觀和看法會比較像成人，不像一個青少年，因此成為和同儕交往的障礙。然而，這並不代表此症的青少年患者不能交到可以一輩子當朋友的人，有適當的機會和支持，他們還是可以做到的。

對朋友的概念

此症的患童在小時候不在乎有沒有朋友，而且對友誼的看法也很不成熟（Botroff *et al.* 1995），直到成年也還不太清楚什麼叫做好朋友。一位患者這樣說：「朋友就是會幫你提東西、借你錢的人。」除了這些實際的功用之外，他想不出朋友還有什麼其他層面的功能。如果你問一個患童在家裡或學校有沒有朋友，他會說有。但如果實際加以觀察，或是問他的父母和老師，會發現他跟別人只是認識而已，算不上真正的朋友。

欲增進此症患者對朋友的概念，目前醫界已有書籍和一系列的活動可供參考，而這應該也是他們需要的學校課程之一。平常不妨很生活化地問他們：「怎麼做可以表達你的善意？」或者，「這種時候，如果是朋友該怎麼做？」老師可以出功課讓患童列個清單，寫出什麼叫作友誼。藍恰克（Rozanne Lanczak 1987）寫了一本書，提供小學生這方面的練習。例如：

- 每個人都喜歡她，想成為她的朋友，因為她……
- 寫下她如何幫助朋友……
- 畫一張圖，一個友善且會幫助人的你自己。寫一寫你畫的是什麼？
- 你最好的朋友住院了，你能做或者說些什麼讓他開心？
- 跟你最好的朋友在一起時，你有什麼感覺？
- 你喜歡為朋友做些什麼？

也可以讓孩子們圍成圈圈，一起討論某些話題，諸如有人喜歡你的時候，你怎麼會知道？他們會做些什麼？或者如果是你，你會怎麼做等等。

有時患童會被班上最受人矚目的孩子吸引，想要和他交朋友，但那不一定是個好的選擇。有時，支持者可以鼓勵他們和某些人交往，並勸阻他們和某些人發展友誼的想法。

另一個難題是亞斯伯格症患者非常天真，因此容易被人佔便宜。有些孩子喜歡「設計」別人，看著別人掉入陷阱。有一個女孩是此症的患者，住在一個著名的天主教寄宿學校，同學要她去問修女老師一個特別的問題，她就照做了，絲毫沒有想到那是個猥褻的問題，那個女孩因此被退學。面對患有此症的學生，老師要特別注意：在這些學生不當行為的背後，其實並沒有真正惡意的動機，因此處罰之前，不要忘記先問問看，是否有人叫他這樣做。

到了青少年時期，患者開始強烈的意識到自己沒有朋友，也知道自己在社交方面的孤立。有些患者因此而沮喪，有些患者全盤的否認，拒絕任何一點點的改變。他們搞不懂為什麼有人總是大家注意的焦點，還有數不完的朋友，而自己模仿別人，就算是講同樣的笑話、做同樣的事，還是會被嘲笑。最後，這些患者不得不承認自己真的和別人不一樣，然後才可能接受幫助，如參加社會技巧訓練小組，以改善自己交友的能力。

然而，亞斯伯格症患者喜歡獨處或其他奇怪的舉動，有時會被其他的青少年誤會。例如，當患者對男女戀愛之事沒有興趣時，就可能會被人說成是同性戀。別人的誤解對困擾重重的患者是很痛苦的，因為一般的青少年有煩惱時可以找好友傾訴，但亞斯伯格症的患者沒有朋友可相談。此時患者的父母或手足可以扮演替代的角色，鼓勵他們自我表白，把自己內心的話或是一天的苦惱都說出來。這樣的談話不一定要在放學回家的時候，可以等到晚上，覺得比較放鬆、有心情聊天的時候再進行。有人替代這樣一個好朋友的角色，不但是安慰和支持，也可以幫助患者提昇自尊心。

坊間有許多教導青少年如何交朋友的暢銷書籍，對此症的患者也很有參考價值。其中安卓・馬修（Andrew Matthews 1990）的書，是為較有一般社會適應力的青少年所寫的，以文字加上漫畫，探討了許多相關的議題，包括如何傾聽、如何讚美、如何指出別人的錯，以及如何承認自己的錯，尤其後面兩項是年輕的患者特別覺得困擾的。

這些患者可能發展出很不尋常的方法，去判斷某人是否適合做朋友。有一個年輕的患者才與人初識，就會問別人開車時是否會放下遮陽板，來判斷這人是否值得交往。如果那個人是把遮陽板翻起來的，那談話馬上結束。他們對人的判斷常常非黑即白，然後從電視連續劇中學習一些對話和行為，只是那些節目通常過度誇大事件和關係，不適合成為學習的對象。有時，他們又搞不清楚狀況和熟稔的程度，而過度的自我表白，讓在場的小組成員或想要交往的朋友很尷尬。此症的患者另一個常犯的錯誤是如果喜歡某人，就會覺得對方也應該一樣的喜歡他，感受不到別人只是跟他禮貌性的往來而已。

談戀愛的經驗

總有一天，可能真的會有什麼戀情發展出來。一個年輕的患者對他稍縱即逝的青春戀情，遲遲無法釋懷，說道：「當我不在意的時候，日子好過多了。」一如許多青少年朋友的感歎，和女朋友剛開始交往時他好高興，雖然他搞不懂為什麼她不像上次的女朋友一樣，和他有同樣的嗜好。他以為只要說對話、做對事，所有的女朋友都該一樣。不過，就這一點而言，好像不只亞斯伯格症的患者參不透。

伊利莎白・紐森等人（Elizabeth Newsom 1985）經由訪談患者周圍的人和父母親，長期探討此症患者關係的發展。他們在青春期想要朋友的欲望常是非常強烈的，下面是一段母親的談話：

他參加我們社區青少年的社團。一開始大家都很興奮，因為唐諾長得很高，又是很棒的守門員，是小男生心目中的英雄。但是不要超過一個晚上，你知道，大家就發現他怪怪的了。有一天，他參加活動回來，那是第一次參加社團（後來前前後後總共參加了至少十個以上），不但被打傷、吐口水，連衣服都被撕破了。我問他：「唐諾，你為什麼讓別人這樣對你？你比他們高大，比他們強壯，為什麼？」他說：「總比什麼都沒有好，我不在乎。」我想他太想要有朋友了，就算被打爛，也比孤單一個人好。從一個社團換過一個社團，一年又一年，簡直就像惡夢一樣。（p.9）

另外一個二十歲出頭的年輕亞斯伯格症的患者，他跟朋友到狄斯可舞廳去，看到他們釣馬子。他看到他們如何運用身體語言或挑逗的眼神看女孩子，而女孩子們也用類似的方式回應。但他就是學不來，女生們看他的眼神就是不一樣，好像一看到他就冷了，彷彿在說：「不是你，不是你。」成績再好也沒用，他一個女朋友也沒有。他因此厭惡自己，變得憂鬱。

交朋友的方法

因為想要有朋友，此症的患者會留意一些在社交應對上很行的人，然後模仿他們的個性、穿著甚至聲音，好像變了一個人似的，即使外表看似一個很成功的人，但並不是他自己（Williams 1992, 1994）。其實就這樣發展下去，或許他們可以成為很好的演員，或者不必從俗，突破許多年齡和文化的限制去交友。不幸的是，旁人總是誤解他們。

亞斯伯格症的患者也常用不尋常的策略維持友誼。如寫下和每一位朋友互動的細節，什麼時候碰面，什麼時候通電話，談了些什麼話題等。有一年輕的女性患者總是記得如果有人一提到某位朋友，她就該問候一下那位朋友在倫敦的家，只是後來她總忘了那位朋友幾年前就搬離倫敦了。

對有些患者而言，有關道德和政治的話題太過複雜，因此，他們會列出不同宗教信仰或政黨該有的行為清單，這會幫助他們在遇到不同的人時，講一些比較合宜的話。但是，對話當場的前後文，還是常困擾他們。有一個小小的組織，是由某個少數民族的人組成，有一位亞斯伯格症患者從報章報導得知，他們的成員多是小偷和販毒者，從此每次只要見到這些人，他就會對他們提這件事。他能平安活到現在，這點還真是幸運。

另外一個結交朋友的方法，是依個人的興趣喜好參加社團，無論是天文、歷史、電腦，還是火車，都是認識同好、發展真正友誼的好方法。也可以透過寫信、網路和同樣是此症的患者結識，因著同病相憐，彼此容易互相了解，也可以交換經驗。想要和同是此症的患者聯繫，可以透過相關的組織或協會。

年紀漸長、心智逐漸成熟，會讓青少年患者的自我懷疑或孤立的感覺慢慢褪去。在就學的階段不得不與同學們密切相處，但是正值青春期的同學們，通常都不是忍受度高的好伙伴。邁向成年之後，此症的患者對朋友、參與的活動和生活步調有較多的選擇及自主性。時間是一個很好的老師，許多兒時學不來的事，終於可以不再是大問題。此症的患者很需要有人告訴他，撥雲見日的一天定會到來，總有一天會遇見可以了解他們，並願意與之為友的人。以下是吉姆的經驗：

我有一個朋友，她不是專業的工作者，不是學心理學也不是學特殊教育的，既不是一個充滿愛心的家長，也沒有義務得接近我，但她就是對我有興趣，而且想出了一套方法與我相處。她發現不要假設因為她是那樣想的，或是有什麼樣的感覺，就認為我也是那樣，最好的方法是開口問我，而不要想當然耳的猜想。

（Sinclair 1992, p.296）

前面提到過，心理學相關的研究顯示，物以類聚是選擇朋友很重要的原因。因此，此症的患者成為好友是理所當然的，的確有個案因同為患者而成為朋友，並結為連理。

目光接觸

一項針對亞斯伯格症患者的臨床觀察，顯示患童在對話的時候，不會用目光的接觸來示意或斷句，比如要開口說話、表示讚美、有興趣、需要澄清、讀別人的身體語言或是表達他的話已經講完。最近亦有研究顯示，患者在與他人對話的過程中，當對方發言時，他們比較不會看著對方（Baron-Cohen *et al.* 1995; Tantam, Holmes and Cordess 1993）。有幾位已成年的患者解釋道，當他不聽別人說話的時候，比較容易看著對方，因為目光的接觸會妨礙他專心，同時也很難體會別人眼神所傳遞過來的訊息。有一個來求診的青少年，只要一談到他的特殊嗜好，就會變得很焦慮，因為他的父母親叫他不要一直談他的嗜好，那會讓他顯得很奇怪。其實從診斷的角度來看，談那些內容是有實質意義的。而他處理焦慮的方式是閉上眼睛，如果有人表示很難和一個閉著眼睛的人說話，他會說：「如果我知道你就在那裡，為什麼要張眼看著你？」顯然亞斯伯格症的患者需要學習面對別人，並了解看著別人的眼睛有多重要，「看」這個動作不只是要知道別人在哪裡，還包括許多面部表情和肢體動作所要傳達的細微訊息。

羅娜・吳引的研究中（Wing 1992）曾記錄一位患者的陳述：「我知道人們用眼神

在傳遞訊息，但我看不懂。」下面這一段文字描述了他們的困難：

看著別人的臉，尤其是眼睛，對我而言是最困難的事。我必須刻意要求自己看著別人，但也只能看一下子。就算真的看久一點，別人也會說我的眼光越過他們，有看等於沒看，好像他們不存在似的。別人並不喜歡我這一點。我會害怕，而且那會打破我的寧靜，跟人的距離越遠，我越不害怕。在醫院時，我曾經與精神科醫師配合，認真練習與人的目光接觸，前後花了兩年半的時間，但是並沒有成功。我的醫生解釋說別人可能會誤會，以為我對當時的談話沒興趣、沒誠意，或者沒禮貌。我真的很努力地想改變，但就算盡了最大的努力，也頂多能看幾秒鐘的時間。同樣地，別人看著我，也會讓我很難過。我最近才了解，當我看著一個人或一幅畫時，不是看全部，而是輪廓或局部。我也可以看整幅圖畫，但是一次一部分的看。看人的臉也是一樣，我沒辦法一下子看整張臉。（Jolliffe *et al.* 1992, p.15）①

有些亞斯伯格症的患者終將學會如何注視別人，但有的患者就是沒辦法。一位女性患者可蒂，就是一個不錯的例子。她說，經過治療與訓練後，要注視別人已經沒有那麼困難了，但她只是「看」（look），而無法「看見」（see）。

情緒

早期描述亞斯伯格症患者的特質之一是缺乏同理心，這不應該將其解釋為他們沒有關心別人的能力，比較正確的說法是他們弄不清別人的情緒，也不會表達自己的感覺。此症患童在和別的孩子玩的時候，通常面容木然，沒有一般人期待該有的臉部表情和肢體動作。一般人在了解對方的想法和感覺後，會以各種姿勢表達生氣、憤怒、安慰、窘迫、驕傲等，或是用手部的動作傳達情緒，而這些都是亞斯伯格症的患者所欠缺的（Attwood *et al.* 1988; Capps *et al.* 1992）。在與人互動時，別人會感覺到他們對臉部表情或肢體動作沒有回應。如果在對談中，一個孩子突然交抱雙手，另一個孩子馬上懂得可能是老師從後面走過來了；眨眨眼或特別的音調意味著「我是開玩笑的」。很可惜的是，此症的患者抓不到這些細微的訊息，當媽媽生孩子的氣而深深皺眉時，患童可能不但看不懂臉色，還認真的數著媽媽臉上的皺紋共有幾條。即使因此

① 本段文字的作者根據DSM-IV診斷準則，被診斷為患有自閉症，而不是亞斯伯格症。然而此二病症應是在同一延續向度上的不同的問題。她個人經歷的描述對亞斯伯格症的診斷評估和了解極有價值，因此本書中數次引用該位患者的自述。

被人責怪不識相，患者也只會覺得困惑和惱火。患者的父母親表示他們必須用很誇張的肢體動作、聲調和很戲劇性的表情來表達情緒，否則患童根本感覺不到。

亞斯伯格症患者不只不容易了解別人的情緒，他們自己表達情緒的方式也不尋常，既不夠精確也不細緻，如吻陌生人的雙唇或是不當表達內心的沮喪；描述事件時都是各種專有名詞和行為，沒有感受和情緒的部分。本書作者在診斷亞斯伯格症時，常用的方式就是讓受診的孩童看著圖片說出其情緒，或是由他們自己做出各種不同情緒的臉部表情，如快樂、悲傷、生氣、驚訝等。有的患童會用手拉嘴巴，做出一種表情；有的扭曲了整張臉，依然做不出那個表情。對其他一般的孩子而言，這些表情遊戲非常的簡單；而此症的患童在做不出來之餘，還會找各種藉口合理化。有一個孩子這樣說：「我明明很高興，怎麼做得出悲傷的表情？」年紀大一點的患者對簡單一點的情緒，都還做得出來，但是複雜一點的情緒如驕傲、窘迫就會難倒他們了（Capps *et al.* 1992）。

幫助了解情緒的策略

對亞斯伯格症患者而言，情緒的世界是一片荒漠，沒有任何標示。近年來，社會行為的表達漸受關注，其中一項就是情緒和感覺的溝通。下面這段文字描述了患者相關的困擾：

其實我不太喜歡親吻和擁抱。我擁抱別人的時候，一定是因為我想要，而不是對方想要。目前，我唯一會擁抱的人是我的精神科醫師。我的醫師說他很幸運，我不懂，一個擁抱有什麼好幸運的。（Joliffe *et al*, 1992, p.15）

因為這些能力是其他人很輕易自然就有的，因此在治療的策略上沒有太多現成可用的資源。本書後的附錄書單，是本書作者推薦相關的閱讀書籍，而每一位父母或老師一定也自有其一套方法。

□一次練習一種情緒

大致上可以在每次訓練時，把重點放在一個情緒項目上。例如，先探討「快樂」這個情緒，用各種方法詮釋，可以用「快樂先生」的故事，或是「如果你很快樂，你就……」的歌曲，或者快樂笑臉的圖片、讓人快樂的事件都可以。還可以讓全班的孩子們一起給快樂分等級。如果患童年紀大一點，可以讓他問問大人或同學，什麼事情會讓他們快樂，去了解每個人都不一樣，也都各有所好。無論是畫畫、顏色的選擇、音樂等，都可以為人帶來不同的情緒。這裡常被問的一個關鍵問題是：「你會做些什麼事讓某個人快樂？」或者：「你會說些什麼話讓別人快樂？」

□運用剪貼簿、照片和鏡子

本書作者發展出的步驟是先從剪貼簿選一張畫，討論什麼是快樂。然後擺一張真實笑臉的照片，做為那張畫的下一頁，意思是這個人覺得快樂。再下來就是放一面鏡子在照片的旁邊，讓孩子看看鏡子裡自己的臉，是否和照片裡那張臉一樣快樂。然後給他機會去思考、觀察和練習。不同情緒的練習，都可以利用這三樣道具：剪貼簿、照片和鏡子。

□玩遊戲「變臉先生」

另外有一個很棒的遊戲叫「變臉先生」（Mr. Face），材料中有一張空白的臉，還有一系列可供搭配、不同的眼睛、眉毛和嘴巴，可用魔鬼氈拆卸黏貼。每當指定一種情緒，孩子就要選擇適當的五官黏貼上去，例如，選擇「快樂的嘴巴」搭配「快樂的眼睛」。還有一個電腦遊戲（請見附錄），孩子可以選擇適當的五官湊成一張張不同心情的卡通臉。

□製作教材

想要製作教材的話，藍恰克（Rozanne Lanczak 1987）的書中有工作單可供參考。例如，一張照片或圖畫中的人，正在拆聖誕節禮物，孩子必須練習完成下列的部分：

- 得到那麼多禮物，他的感覺是什麼？
- 把他家人快樂的笑臉都畫出來。

□示範快樂的模樣

另一個活動是由老師或家長示範快樂的模樣，以包括表情、聲音和肢體語言等方式表達，然後問患童：「我看起來感覺如何？」或者：「我是有點開心還是很快樂？」練習的目的是分辨不同程度的快樂。

□練習相反的情緒

一旦熟悉了某種情緒及其不同的程度之後，下一步就是用同樣的方法練習相反的情緒，如與「快樂」相反的「悲傷」情緒。選兩個相對的、極端的情緒（如「快樂」與「悲傷」），並且運用如「奶奶來的時候」（快樂）和「奶奶要走的時候」（悲傷）等情境模擬，以圖片、說故事或角色扮演的方式，讓患童理解不同情緒的展現。談到「悲傷」可以這樣問：「你怎麼知道一個人很傷心？」以及，「你可以說些什麼，或做些什麼，讓他覺得舒服一些？」練習的目的是學會讀取情緒線索，以及讀懂以後如何反應。也可以用剪貼簿來表達孩子為何傷心，如果患童的口語能力不好，可以用語言來練習描述感覺，以加強其口語能力。

□練習解讀不同情緒強度的線索

接下來再介紹其他情緒，如生氣、焦慮、挫折等，或一些正面的情緒如愛和喜歡、滿足、驚喜等；或是較為複雜的情緒如驕傲、嫉妒、窘迫等。可以讓孩子學習在簿子上記下導致某些情緒的事件和想法，以及可以有一些什麼不同的因應方式。例如：

是什麼讓你有這樣的感覺……？

你覺得……的時候，可以做些什麼……？

我很生氣，所以我……

有一個團體遊戲叫做「感覺的帽子」（Feeling Hats），每個帽子上面貼著一張卡片，寫著一種情緒。每個參加遊戲的孩子選一個帽子戴，然後分享自己在什麼時候有那樣的情緒。也可以用「感覺面具」（feeling mask）當做道具，戴上那種感覺面具的人，就得演得像那種感覺。也可以將「賽門說」（Simon Says）的遊戲改編一下，納入情緒的項目。描述不同情緒的故事書，也是很好的教材（參見附錄2）。

如果患者是青少年，可能適合玩一種卡片的遊戲。把寫著不同的情緒如快樂、嫉妒、驕傲等，放在一疊；另一疊卡片上寫的都是行為，如洗碗、吃早餐等。遊戲是這樣進行的：由一個人抽一張卡片，然後角色扮演卡片上提到的情緒，由其他的人來猜他在做什麼、有什麼感覺或強度有多強。也可以將傳統的戲劇舞蹈課程內容，無論是錄影帶、詩句台詞、丑角扮演等加以調整，以提供青春期的患者認識情緒的機會。

□學習不知所措時可以說的話

其實一般自然生活的情境，就有很多機會教育的時候。例如皺著的眉頭、交扭的手指、長長的注視和沉默，都是一些需要特別注意的線索。在教室中，這些細微的線索，對其他的孩子而言是再明顯不過的，但亞斯伯格症的患童卻很容易忽略。當患童覺得不知所措，或是發覺自己犯錯時，安全又好用的句子有：「很抱歉，我不清楚你希望我做什麼。」「我不是故意讓你難過。」或者簡單的一句：「對不起。」都是解危的方法，至少比冷漠、爭執來得好。有些罹患此症的成人患者也很需要這些練習，有一位擔任寺廟守衛的患者寫到：「我必須刻意學習多疑，我真的讀不出他臉上嫉妒的表情。」（1995, p.14）

在這些練習中，很重要的一點是去描述並且探討，患者與他人互動時，引起某種情緒的事件和話語。練習時，可以請患者回憶過往的情緒經驗，以此推想別人也可能有相同的感受。這是學習同理心的開始。

很不幸地，如果一個人欠缺領會別人感覺的能力時，他在與別人互動時，可能會像個行為科學家做心理實驗一樣殘酷。有些亞斯伯格症的成人患者，為了要看別人的反應，會故意說些刺激人的話，導致別人深深的誤會。這些患者為了掌控別人的情緒，反從別人戲劇性的反應當中得到樂趣，看起來好似冷酷無情，其實他們只是想要了解、影響或預估別人的感覺。當然這樣的「實驗」不應該被鼓勵，應該被同理的能力或直覺所取代。這可以是一輩子的功課，一點都不容易。有一位年輕的患者是物理學博士，在一所知名的大學從事研究工作，工作之餘的消遣是發展一套預測人類情緒行為的數學公式。如果他真的成功了，不但可以得到諾貝爾獎，還可以讓一票心理工作者失業。

幫助表達情緒的策略

患者需要學習如何精確地表達情緒。有一個患童站在媽媽的身邊，一起看著妹妹盪鞦韆。妹妹從鞦韆上跌下來，哭著跑向媽媽尋求安慰。就在妹妹跑過來時，這位患童問媽媽：「我應該有什麼表情？」顯然地，他看到了一些訊息，但是不知道該如何回應，以表達他的關心。有時他們欠缺適當的語詞表達，就以過度誇張的身體語言或是感歎語表達，讓人覺得不悅，而那些動作或台詞可能是從電視上學來的，或是看別人這樣做的。他們想要傳達的訊息很清楚，只是太誇張，協助者有必要幫助患者學習更精確的情緒表達。

□用視覺、量化的方式幫助表達

在此介紹一種視覺型的練習，首先選定一種情緒，然後將其不同的表達程度量化，並配上相對的語詞及行為。就以「氣憤」為例：

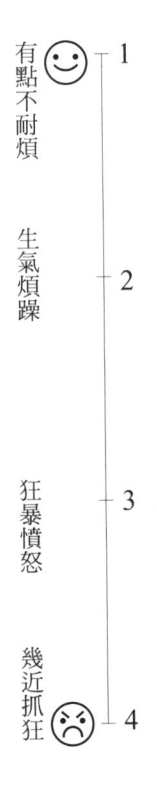

量表上的每種程度，都可以用相應的字詞、語調和身體語言來詮釋，也可以用角色扮演的方式，由老師或父母表演，讓患童判別那是屬於哪一種表達的強度；相反的，也可以由患者來演練。同樣的練習可運用在不同的情緒上，如痛苦和不舒服。亞斯伯格症的患者通常會壓抑感覺，就算很痛苦也不太看得出來，更不會說出來。

另一個練習是找一本簿子，針對不同的特定情境寫下適當的情緒和語言反應。例如以下的情況，你的感覺會是如何?可以說些什麼?

- 有人取笑你穿的衣服
- 有人批評你寫的字
- 努力讀書，但考試考不好
- 別人對你的微笑和打招呼視而不見
- 你忘了帶便當，一個朋友和你分享他的午餐
- 一個朋友說你對電腦懂得真多

用文字或是圖畫作答皆可。

□父母和老師多包容

亞斯伯格症的患者另一個讓人困擾的地方，就是他們有時明明沮喪不悅，表達的方式卻是咯咯的笑，好像他們要不是哭，就是笑。這不見得代表他們有很扭曲的幽默感，而是他們表達的方式不夠精確和細膩。老師和父母尤其需要認知到這一點，否則可能會因此而處罰孩子。有時，只要一聽到某個字或句子，患者還會歇斯底里地笑不可抑，甚至於莫名地就咯咯笑起來，讓人誤以為患者是不是有幻聽。其實，只要你對亞斯伯格症有所了解，就知道那不足為奇了。他們有時對字的聲音或意思會有特殊的著迷，有些語意模糊不清的語句，就像雙關語一樣，會引發他們的幽默感。但倘若一個青少年的患者獨自在學校的操場上這樣咯咯笑，的確會讓人覺得怪怪的。就有孩子被問到為什麼不去找那個患有亞斯伯格症的孩子玩，他回答：「因為他和蜜蜂說話。」經由觀察發現，患者的確在看到有毒的小昆蟲時會笑，原因是他們感到不安，卻一點也沒有想到別人可能會覺得他們很奇怪。

□用錄影帶或角色演練學習更精確的表達

亞斯伯格症患者的肢體語言也很容易讓人誤會。患者可能內心焦慮，展現出來的卻是冷漠、不關心甚至有攻擊性，這現象在成人患者的身上尤其明顯。店裡的售貨員可能覺得他們好辯又霸道，其實不然。針對這一點，角色演練或錄影帶觀賞會很有幫助，讓患者看到是哪些話或動作讓人誤解，從而學習更精確和細膩地表達自己。

□父母示範自己如何表達情緒

亞斯伯格症患者還有一項困擾——他們無法自我表白，說不出自己內在的感覺。通常即使心裡再不舒服，他們也說不出來。這一點讓他們的父母親倍感困擾，眼看著自己的孩子痛苦，卻不知所以，無從提供幫忙和引導。父母親可以身教示範給孩子看，也就是跟孩子談自己的情緒和想法，然後問孩子：「今天在學校有沒有什麼事讓你生氣？」或者「有什麼失望的事嗎？」這樣的互動和問話可以豐富相關的字彙，也幫助自我表白。

□鼓勵以寫日記的方式自我表白

讓亞斯伯格症的患者說出自己的感覺雖然困難，但是用別的方式，如寫日記、自傳、詩文以及書信，或許可以流暢些。一位女性患者可蒂表示，她用文字表達時感覺輕鬆多了，那是用其他的方式都無法辦到的。因此，不妨鼓勵患者多寫日記，不只記敘事情，還包括印象、感覺和想法等。能力好一點的患者，可以使用有圖解的情緒字典，本書後面附錄中各種表情的臉譜可供參考。一位已屆青春期的患者費歐娜，就是從字典和寫日記中得到極大的幫助。有一天下午在教室裡，老師要她做一件事，她沒有做到，她因而極度地不安煩躁，開始敲打教室的桌椅，以至於被逐出教室。她的母親和老師對這件事都很關切，但是她隻字不提。那天晚上，她在日記中寫出了當時的感受，還用圖畫了下來。原來吃午餐的時候，兩個高年級的同學拿了她的便當，還互相丟來丟去，讓她拿不到。那兩個學生可能只是覺得好玩，對她卻是很大的困擾，因為她沒有中飯可以吃。她一副若無其事的樣子回到教室，老師完全看不出發生了什麼事，就以平常的方式與她互動，並對她過度的反應和破壞性行為很不解。

真相終於大白，原來沒有照老師的要求去做只是導火線，引發了先前便當事件所造成的壓力。事情後續的處理方式是要求兩位同學向費歐娜道歉，費歐娜學著在生氣和挫折時，讓老師知道她的狀況。「當困難被說出來之後，困難就會減半。」這句話在這裡挺適用的，也適用於情緒和學校功課。

雖然這些社會技巧和情緒學習的功課看似艱鉅，但是亞斯伯格症患者的學習成效極佳。患者越聰明、動機越強或資源越多，進步就越神速。在不斷地練習之下，我們會越來越了解問題所在，並且發展出更有效的因應策略。雖只是個開始，但我們確知這條路將通向成功。

社會行爲策略摘要

★ 學習如何做：
- 如何開始、繼續和結束遊戲
- 保持彈性、合作和分享
- 不想和別人互動的時候

★ 教患者該如何做
★ 請朋友來家做客
★ 參加活動或社團
★ 讓其他孩子的表現成為參考的範例

★ 鼓勵參加合作性的遊戲
★ 示範相處之道
★ 說明各種求助的方法
★ 鼓勵發展友誼
★ 下課時間操場要有人督導
★ 注意兩面個性
★ 尋找助理教師幫忙
★ 利用故事敘述法，讓患者了解不同社會互動情境的線索和反應
★ 為青少年患者安排社會技巧學習小組
★ 演練回應他人的各種方式
- 表演不當的社會行為
- 鼓勵以自傳或詩作來表達自己或同理心
- 肢體動作的指導與練習

★ 用活動來闡明一位好朋友的特質

★幫助了解情緒的策略

- 一次練習一種情緒
- 練習解讀不同情緒強度的線索
- 學習不知所措時可以說的話

★幫助表達情緒的策略

- 用視覺、量化的方式幫助表達
- 用錄影帶或角色演練的方式學習更精確細膩的表達
- 鼓勵以寫日記的方式自我表白

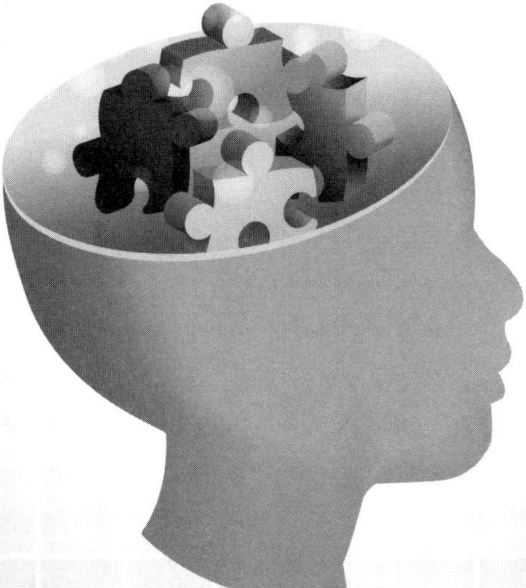

第3章

語言表達

研究顯示，大約百分之五十的亞斯伯格症患童在語言方面有發展遲緩的現象，但最遲到五歲之前，大致都可以流暢地說話（Eisenmajer *et al.* 1996），只是在與人對話時，很明顯地不太自然。在發音和文法方面大致沒有問題，和其他的孩子都差不多，不尋常的表現主要集中在語用（pragmataics，也就是語言的使用和社會情境的關係）、語意（semantics，如一字多義）和音律（prosody，奇怪的音高、重音和節奏）方面。亞斯伯格醫師曾描述患者在語言方面的特殊表現，吉爾柏格（1989）在其診斷標準中也指出患者語言表現不尋常，在下列五項特質當中，至少表現出三項以上：

a 發展遲緩
b 超理智、完美的表達
c 正式、學究式的言詞
d 奇怪、特別的腔調
e 理解方面的困擾，對言下之意或表面涵義的誤解

本章會就以上各項做解釋。薩馬利等人（Peter and Szatmari and colleagues 1989）在其診斷標準中除了列出語言怪異這一點，還加上話不是太多就是太少，無法接續對談，對某些字有個人的特殊用法，和重複某些說話的模式。

美國精神醫學會（American Psychiatric Association）和世界衛生組織（World Health Organization）也在其診斷標準中提到語言能力，內容是：「在語言方面，並無普遍臨床上的遲緩表現。」不幸的是，這可能被誤解為患者在語言方面沒有任何特殊之處。五歲之前，患者雖然沒有普遍語言發展遲緩的問題，但可能欠缺某些特殊的語言技巧，最顯著的是在語用方面。

語用學和談話的藝術

□適當的開場白

患者的問題出在因應社會情境的語言使用上（Baltaxe *et al.* 1995; Baron-Cohen 1988; Eales 1993; Tantam *et al.* 1993）。只要和亞斯伯格症的患者對談，就會很明顯地發現他們在這方面的問題。對話一開始，患者可能講一些和當時狀況完全無關的話，或是違反一般常規和習慣的開場白。例如在超級市場對一個陌生人開口就問：「你有圓型的割草機嗎？」然後獨白式地講述有關園藝機械方面的專業知識，而且話匣子一旦打開，就停不下來，直到預備好的「講稿」發表完為止。有時父母都可以預知孩子下一句話會說什麼，即使對方的難堪已經顯而易見，或明白表示想要結束談話，患童對對方的反應卻毫無所覺。對話者會覺得患者根本聽不進別人說話，沒有辦法把別人的話融入對談。

因此，年紀小一點的患童需要學習談話的藝術，包括適合不同情境的開場白。可以在角色演練之前，先解釋面對不同情境需要注意的事項，以及為何有些開場白不適合。老師可以示範一些極端錯誤的例子，由患童指出錯處，並演練適合的應對方式。

□聽不懂時適時的求助或澄清

亞斯伯格症患童還可能在下列方面有困擾：

- 恢復進行中的對談
- 面對不確定或錯誤
- 抑制說出不相關話題的衝動
- 察覺何時不該打岔

在與人談話時若覺得談話被卡住了，有時是因為對方說得不清楚，有時是因為對方的回話不是期待中的反應，這時一般人最常有的反應是「澄清」，以確保雙方不是雞同鴨講。在不知如何回應的時候，亞斯伯格症患者最常有的反應是停頓許久，才轉變話題。他們不會說：「我不太懂你的意思。」也不會說：「我要想一想。」而是直接停頓許久，讓整個談話變得很沉悶，或是患者光談自己的話題，像是一開始的對話是在聊暑假，沒幾分鐘後就變成談恐龍了。

□培養說「我不知道」的信心

有時明明不知道答案，但是患者沒有勇氣和信心直接說：「我不知道。」或，「我不清楚。」因此，應教導患者合宜地表達自己的困惑和尋求澄清，以避免讓他們覺得不知所措和受到挫折。患者總是專注在某些話題的原因之一，是因為他們在此特殊領域累積了相當的字彙和知識，掌握了足夠的理解和流暢性。亞斯伯格症患者很不喜歡被人家說笨，一位患者尚恩這麼說道：

> 我沒辦法像「正常人」一樣和人談話，我總是插不上話、不了解別人的意思，所以我老是問人有關美國各州的事。好像每個人都可以輕鬆的聊天，像小溪流水一樣不費力氣，但是我沒辦法，我覺得自卑，覺得我是不重要的。為了彌補這一點，我要讓別人知道，我不只知道美國五十個州所在的位置，還有它們的形狀和

大小等等，我要讓別人知道，我其實是很聰明的。我還會用問題來主導，例如，我不會問：「你去過哪些州？」我會問：「你去過蒙大拿州嗎？」這樣就可以顯出我對每一州都清清楚楚。（Barron and Barron 1992, p.107-108）

□察覺對話中回應、中斷或改變話題的情境線索

亞斯伯格症患者的另一個特別之處，就是老講一些不相關的話，或問一些完全不相關的問題，有時是因為某個特殊的字，有時是前面談到的某些片段，有些真的是完全不搭軋。他們好像想到什麼就說什麼，完全不管別人的狀況，讓人不知是該接話，還是當做沒聽到。碰到這樣的狀況，本書作者的做法是選擇忽略，繼續原有的話題。

亞斯伯格症患者也常有打斷別人說話的傾向。葛蘭汀這樣描述自己的經驗（Temple Grandin, 1995）：

這幾年來，我才開始比較能察覺到人和人之間的電流活動。我觀察到人們相談甚歡時，說話和笑聲會有節奏：大笑，小聲的說話，然後下一次的大笑。我總是找不到適當的時機加入，每一次的切入好像都是錯誤。我就是沒辦法跟上別人的節奏（pp.91-92）。

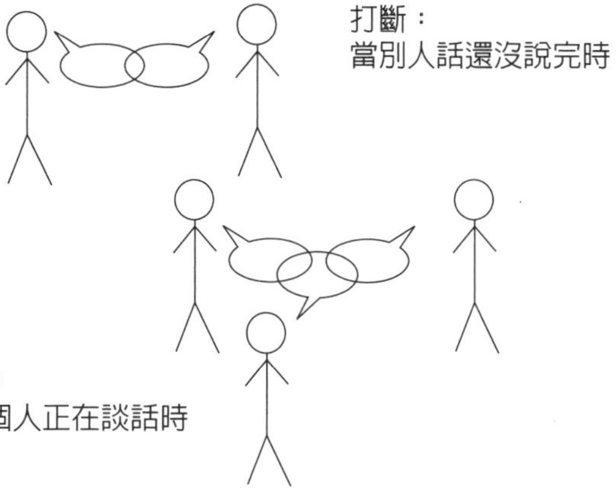
打斷：
當別人話還沒說完時
打斷：
當兩個人正在談話時

圖3.1 打斷別人談話：就是當我說的話和別人的話撞在一起的時候

在「語用學和談話的藝術」這個章節中，葛瑞（Carol Gray 1994）用漫畫的方式解析溝通時不同的層次。人物、對話和想法被用圈圈和顏色表達出來。

例如，患者之所以常打斷別人的話，是因為讀不懂情境線索（如停頓、一個話題的結束、身體語言或眼神的接觸，表示輪到你說了等）。同時，他們也不知道別人被打斷時的感覺。如何適時的插入談話，又不造成困擾，其實是很難用口語解釋的，有時圖象可以勝過千言萬語。

下面是幾個有關打斷別人談話的插畫：

圖3.1其實這個技巧可以被廣泛的運用。對話圈圈的邊緣也可以同時用現條來表達情緒，例如銳利的角度代表氣憤，齒狀的邊緣代表焦

慮。另外，顏色也可以代表某些意義，如快樂的話語用綠色，不愉快的話用紅色，窘迫用粉紅色，悲傷用藍色等。在此等於將人講話的語調和身體語言用顏色標示出來。

這種漫畫式的對話可以幫助患者分析並了解與人談話時，除了語言之外，很自然會伴隨其他有意義的訊息，而這些圈圈和顏色可以幫助他們抓住隱藏的訊息。

葛瑞發現這些患童認為別人的想法一定和他們自己的想法一樣，或者一個人只要怎麼說，一定就真的這麼想。漫畫式的對話幫助患童們了解，在同樣的情境下，每個人的想法和感覺可能很不一樣。而且這些漫畫可以將事件的順序、可能的選擇及其影響都呈現出來。

□示範如何表達同情

通常在談話當中，我們可以找到改變「話題腳本」的線索，例如談到買東西時，聽說某人丟了錢，我們可能轉變話題，說些表達關心、同情的話。但是亞斯伯格症患者和人的對談中，很少有這種即時表達同情的話。但如果有大人先致意，此症的患者可以把它當成線索，也表達幾句關心的話（Loveland and Tunali 1991）。也就是說患者表達關懷前需要提示，可由父母或老師帶頭先做。另外，也可用說故事的方式，練習把線索融入故事當中。

□在患童耳邊提醒該說的話

談話的藝術還包括對別人提出的意見、能力和經驗，表達諸如同意、讚美或同情，如何讓談話變得有趣，如何傾聽或什麼時候該看對方等。這些是屬於較進階複雜的技巧，對此症的患者而言是很難理解的。剛開始練習的時候，可由大人或老師在旁提醒，漸漸地鼓勵他們自發表達。提醒他們的話可以像是：「問問賽門他最喜歡的電視節目是什麼。」或，「你可以說我也最喜歡那個節目。」讓對話不只是問問題。

□利用說話課和表演藝術課練習說話的技巧

在教室裡可以把學生分組，兩人一組練習。每一個人都要練習如何和陌生人說話，如何和朋友聊天等。全班可以先討論開場常用的句子，如「今天還好嗎？」「今天天氣如何？」或談當天的新聞等。如果對談話的對象有所了解，也可以問一些相關的話題，如：「你叔叔的婚禮如何？」「外婆好些了嗎？」「你爸爸買的新車是哪一款的？」也可以練習從彼此的對談中找到共同的話題。學校課程中的說話課和表演藝術課，都是練習的好機會。某些特殊的情境，對某些孩子而言特別困難，可能還需要事先打好草稿，如被嘲笑的時候、想要獨處的時候、尋求幫助或玩遊戲輸掉的時候。

以下摘錄一段著名的旅遊作家比爾・布萊森（Bill Bryson）和一位疑似亞斯伯格症患者之間的互動故事：

經過很長的一段時間之後，我突然明白在火車上會和你說話的人，一定是你不會想在火車上交談的對象。因此，這些日子以來，我總是安靜地閱讀。諷刺的是，有一天我坐著好端端地讀著我的書，一個穿著厚夾克的人走過來，瞄了一眼我正在看的書，叫道：「哈！梭羅那個傢伙。」我抬頭看到一個人站在我對面，靠在橫桿上，看來六十歲出頭，長著一頭茂盛的白髮和小山峰一樣的眉毛。

「他不懂他所說的火車，你知道。」他說。

「對不起，您是指……？」我小心翼翼地問。

「梭羅，」他點頭示意我正在看的書，「他一點都不懂火車，就算他懂，也都沒有寫出來。」他開心地大笑，然後好整以暇地坐下來，雙手擺在膝蓋上，好像忍不住憶起上次我倆相聚的美好時光似的。

我想繼續看我的書，對他的嘲諷應酬式地點頭示意，希望他能就此打住。沒想到，他居然欠身過來，把書拿了下來，這動作讓我覺得非常地不悅。他說：「你知不知道他寫了一本書，叫做《偉大的鐵路》，內容貫穿整個亞洲，你知道那本書嗎？」

我點點頭。

「你知道嗎，他坐德里快車（Delhi Express）從拉合爾（Lahore）到伊斯蘭馬巴德（Islamabad），居然提都沒提到火車的引擎。」

我看得出他期待我答腔，所以我問了聲：「是嗎？」

「別提了，你能想像嗎？一本談鐵路的書，居然不談引擎，這本書幹嘛用的！」

「你喜歡火車嗎？」我才剛說出口，就恨不得我沒問。

接下來發生的事情，就是聽全世界最無聊的人講話，而那本書則靜靜的躺在我膝上。其實我也沒聽進他說什麼，倒是一直被他的眉毛吸引，並且發現他的鼻毛也長得一樣旺盛，好像每天用生髮水洗澡似的。他不只對火車有興趣，更糟糕的是，他簡直就是個專門談論火車的人。

「現在你坐的這部火車，」他說：「凱莫爾地系列，是由英國史威登廠所製造，設有自動封閉系統，應該是在一九八六年七月至八月之間製造的，最遲不會超過一九八八年的九月。一開始看到椅背的十字縫，我認為不可能是八六至八八年史威登廠的，但是看到那些壁板上的鉚釘，我想，我就想，是誰跑到這兒來了？是我大兒子，塞羅，一個小混血兒。凱莫爾釘子是騙不了人的，這世上沒有比這更確定的事了。所以囉，你住哪兒？」

我愣了會兒才發現他在問我問題。「嗯，史開普敦。」我含糊地說。

「我知道你們那兒的拱橋。」然後他又說了些對我完全不具意義的話，「我現在住在沙佛的上城。」

「沙佛很單調無趣……」我反射性地說，但他誤解了我的意思。

「對，鐵路就經過我的房子邊。」然後他看了我一眼，好像在告訴我不要岔開主題。然後他談到了什麼圓型的Z-46推進器：「一個人只要聽到那種『派吐—派吐』的聲音，就知道那是Z-46不會錯，和一般火車『卡吐—卡吐』的聲音絕對不同。我打包票，你以前一定不知道這個祕密，算送你的……」

我開始可憐他了。我猜他老婆一定兩年前就過世了，恐怕還是自殺身亡。從此他就開始浪跡英國所有的鐵道，數著鉚釘和枕木，直到上帝仁慈地終結他的一生為止。最近我在報紙上讀到有一種自閉症的患者，對火車極端地著迷，叫做亞斯伯格症。

他在普立茲丹頓下了車。我從窗口向他揮揮手，總算可以好好享受我的安靜了。聽著火車滑過鐵軌的節奏聲，好像重複著：亞斯伯格症，亞斯伯格症。而剩下的四十分鐘車程，我則一路無聊的數著鉚釘。（pp.193-195）

這段經歷，雖然讓作家布萊森覺得備受打攪，但這位朋友可能很高興有個暢所欲言的獨白機會。

以表面字義理解語言

亞斯伯格症患者傾向於把別人的話只做字面上的解釋。例如，有位父親要患有亞斯伯格症的兒子去泡壺茶。一會兒後，爸爸還沒喝到茶就問：「茶呢？」兒子回答：「在茶壺裡啊！」完全沒有考慮到爸爸的意思，是要兒子泡茶給客人喝，而且幫客人每人倒一杯。在教室裡，老師對一位患童說：「把功課改好、寫對（put your work right.）。」這位患童猶豫了一下，然後把他的作業簿移到桌子的右邊（注：英文right亦指「右邊」）。在診間，治療師問患童：「妳會數到十嗎？」她回答：「會。」就繼續默默地玩玩具去了。家裡來了客人，很和氣的對這家人的孩子說：「你擁有你爸爸的眼睛。」這位患童非常緊張不安地說：「媽媽，我有我自己的眼睛啊！」患者在看影片時，也會有類似的情況發生，如卡通裡面一隻小土狼從懸崖上摔下，突然打開了一支小雨傘，而不是降落傘，看電視的患童不解地問：「又沒有下雨，他為什麼要打傘？」

語言中用到的譬喻

這些患者不是故意裝傻或找麻煩，而是較無法察覺所謂的「言下之意」，導致他們無法理解一些成語或片語。如：

- 舌頭被貓吃了？Has the cat got your tongue?（意指：怎麼不說話？）
- 走在上面前面。Walk on ahead.（意指：繼續走下去）
- 把你的眼睛放在球上。Keep your eye on the ball.（意指：把球看好）
- 改變你的心。Change your mind.（意指：改變主意）

- 在所有的四肢上。On all fours.（意指：完完全全地，匍伏狀）
- 讓我們烤了新娘。Let's toast the bride.（意指：為新娘舉杯）
- 從藍色出來。Out of the blue.（意指：出乎意外地）
- 你在拉我的腳。You are pulling my leg.（意指：你扯我後腿）
- 平的電池。A flat battery.（意指：沒電的電池）
- 我抓住了他的眼睛。I caught his eye.（意指：我引起了他的注意）
- 在月亮上。Over the moon.（意指：非常開心地）
- 你的聲音斷掉了。Your voice is breaking.（意指：你變聲了）
- 把你自己拉在一起。Pull yourself together.（意指：振作起來）

本書作者發現，類似上述的成語常對患者造成困擾，以致於父母親得解釋那只是語言上的修辭和譬喻。

在前一章中提到卡羅・葛瑞的社會性故事療法，此時也可以派上用場。葛瑞舉這樣的例子來解釋：

有時候有人會說：「我改變主意了。」（I've changed my mind）意思是說原來有一個想法，後來有了新的想法。知道別人改變了心意，我會保持冷靜。遇到別人說：「我改變主意了。」我就把它當作好像有人寫了一些東西，擦掉以後又重寫。

像「冷出去」（chill out意指：不要太興奮）或「等一下抓你」（catch you later，意指：等一下來找你）都是排行榜上困擾患童前幾名的語句，用說故事的方式不但可以解釋其意思，更可以說明其使用的情境脈絡。

笑話與雙關語

玩笑話也常困擾此症的患者，他們搞不清界線，也聽不懂其中的幽默，做父母的常得費唇舌解釋那只是個玩笑。例如診療時，治療師和患童羅伯談到他在學校咬了校長手臂那件事，治療師以很明顯的玩笑語氣和肢體語言問：「是不是因為肚子餓了，才忍不住咬下去？」羅伯完全沒有體會到那只是個玩笑，還很平靜的回答：「沒有，我當時吃過午餐了。」除此之外，嘲諷、假裝和謊言也同樣困擾他們。有時別的孩子假裝是電影或電視上某個人物，患童就是搞不懂為什麼那個人突然換了名字、變了性情。要辨別別人是否在說謊，對患者而言也同樣不容易。

患者的這一特點會讓別人想要捉弄他們。只表面解釋別人的話，讓患者不斷地重複其問題行為。唐娜（Donna Williams）在自傳中這樣寫道：

> 別人跟我說的話，對我而言就只有那一時一刻的意義。有一次我們到國會去參觀，大家被慎重告誡不可以在牆壁上留言紀念，我也答應絕對不再那麼做。但十分鐘之後，我就被抓到在學校的牆壁上寫字。我不是不理睬他們所說的話，也不是故意搞笑，而是我真的沒有做他們不准我做的事啊！（意指她未在國會的牆壁上塗鴉，1995, p.61）

因此老師和父母在和患有亞斯伯格症的孩子們說話時，必須注意這一點，因為孩子很可能不了解或是誤會他人的意思。當老師用了雙關語、嘲諷的話，患童可能就會開始感到不安，一些明喻或暗喻也可能需要多加解釋。患童可以在筆記本上用卡通人物或圖畫記下這些不同的意思，前面提到的葛瑞卡通式的對話，此時是很好的工具。一旦碰到有誤解，就記下那隱藏的或真正的意涵。一個患有此症的女孩接電話，對方問：「請問保羅在嗎？」因為保羅正好不在那個房間，她說完不在後，就掛了電話。此時，若打電話的人知道接電話的女孩患有此症，可以再打一次電話，告訴她如果保羅此時不在房間內，請到別的房間找一找，請保羅來接電話。

特殊的說話節奏和韻律

人在對話時，會有音調或聲量的變化，以表達情緒或強調重點，但此症患者講話缺乏這樣的變化（Fine *et al.* 1991）。他們說話要不是聲調平平，要不就是過度強調，每個音節都是重音。唐娜這麼寫道：

> 我講話的音調和高低時有改變。時而腔調優美文雅，時而像是貧民窟長大的；有時好像很正常，有時好像在做模仿秀。當我興奮高興的時候，說話的音調就像米老鼠被壓路機壓過一樣，一路非常高亢。（1995, pp.74-75）

而且，患者說話的腔調可能不同於當地本土的腔調，或許和媽媽的口音類似（Baron-Cohen and Staunton 1994）。通常，一個孩子說話的腔調會受同儕的影響，漸趨同化，尤其是遷居到一個口音不同的地方時，這現象特別明顯。然而，此症患童通常不會改變其原有的口音，甚至有時其口音就是他們最喜歡的電視節目上某個角色的口音。例如，因為看多了芝麻街美語，雖然是英國人，卻有著美國口音，或是被人誤以為是剛由美國遷移到英國來的。有時，患童會一直模仿初次聽到的某個特殊的字或詞的發音腔調，身邊熟識的人才聽得出出處。

如果患童說話的音調真的太過怪異或者單調（如豆豆先生），可以考慮請語言治療師或戲劇老師加以修正指導。

□改變音調、重音的訓練，精確的表達情緒

患者在聽別人說話時，對音調、重音和語氣的變化，也同樣有困擾，而這些細微的線索，對了解別人的意思是很重要的。下面從安得魯・馬修（Andrew Matthews）的書《交朋友》（*Making Friends*, 1990, p.129）當中截取一段，看看重點和語氣放在不同的字上，在意義上有什麼不同：

我沒有說她偷了我的錢。

我沒有說她偷了我的錢。（但是**有人**這樣說）

我**沒有**說她偷了我的錢。（我**眞的**沒有這樣說）

我沒有**說**她偷了我的錢。（但我**有這個意思**）

我沒有說**她**偷了我的錢。（但**有人**偷了）

我沒有說她**偷**了我的錢。（但她和這件事**脫不了干係**）

我沒有說她偷了**我**的錢。（但她偷了**別人**的錢）

我沒有說她偷了我的**錢**。（但她偷了我別的**東西**）

一個字都沒有改，這八個句子就有八個意思。可以在說話課或表演課時，以角色演練的方式，試試改變所強調的字，看看有何變化。蘇‧若飛（Sue Roffey）還建議一個名為「幕後」（Behind the Screen）的遊戲，先發一張紙，上面寫著不同的形容詞和副詞，然後由一個孩子在幕後用其中一個詞的感覺從零數到十，由大家來猜他是用哪種感覺在數數。另外一個遊戲是兩人一組，由一人用特別的感覺唸一段台詞或說一段話，然後交換，由另外一個人唸。

學究式的言談

患者進入青少年時期，講話開始變得老氣橫秋，要不就是過度正式（Kerbeshian, Burd and Fisher 1990, Ghaziuddin and Gerstein 1996）。例如，一位患者幫父親打掃辦公室，爸爸要兒子幫忙把箱子裡的東西全倒掉。一會兒後，爸爸發現還有些東西沒有清，問兒子為什麼不清完，兒子回答：「因為那幾個不是箱子，是籐編的籃子。」顯然地，這個兒子是在咬文嚼字，這樣的行為很容易激怒別人。一個美國年輕男孩對不同國家、不同廠牌車子的最高速限非常有興趣，正和一位澳洲來的朋友聊得起勁，直到這位澳洲人談到速限低可以省「汽油」（注：petrol，英式對汽油的常用字），卻惹得這位美國年輕人大為不悅，因為美語通常稱汽油為gasoline。

另一例可以顯示他們選詞用字的特性。一個患有此症的小女孩，在放學姊姊來接她時問：「我的母親在家嗎？」姊姊回答：「不在，媽還沒回家。」顯然，這小女孩兒對媽媽的稱呼，比同是一家人的姊姊正式多了。此症的患童常以全名稱呼別人，如：「瑪莉・史密斯，妳好。」而不直呼其名瑪莉。他們的選詞用字常像大人在說話，不像個孩子，其講話的句子和風格，也受大人世界對話的影響較多。

□避免使用抽象和模糊的字句

他們不能忍受一些抽象或不太精確的用語，如「或許、可能、有時候、稍候」等。下文可為一例：

人生真是一場奮鬥。別人眼中不確定的小事，會讓我覺得非常沮喪。例如，家裡有人說：「我們明天可以去買東西。」或者，「再看看。」他們似乎不知道這些不確定性，會給我帶來多少的沮喪。我總是得很辛苦的搞清楚可能會、還是不會發生什麼事情。類似這樣懸而未決的事情還有很多，如東西應該放在哪裡、可能會見到誰等等。（Jolliffe *et al.* 1992, p.16）

有時候這些患童會不斷地轟炸大人，想先問個水落石出，看那件事倒底會不會發生。為了避免模稜兩可，最好解釋清楚一點，有時連父母親說話也因此變得有點正式和講究了。

自創的新詞新義

這些患童還會自創新詞新義，或獨創某些字詞特殊的用法（Tantam 1991; Volden and Loud 1991）。例如，一個患童把冰棒裡的巧克力片叫做「史努克」（snook），磁鐵叫做「可粘可」（clink）；另有一個患童被問到為什麼對新生的弟弟沒有興趣，他答：「他不會走路，也不會說話，弟弟壞掉了。」一個患童把房間弄亂，到處散落玩具，他說那是在「整亂」（tidy down，注：英文中的tidy up意指整理，患童將up換為down，顛倒其意）。有個小女孩兒把「腳踝」叫作「腳的手腕」，冰塊叫作「水的骨頭」。

有時他們創造的字或詞，聽來好玩又奇特，讓人發笑。發揮創造力賦予語言新意，是非常迷人、值得獎勵的，這是亞斯伯格症患者的特質之一；但這種非常個人化、奇特的幽默方式，有時的確會造成老師和父母的困擾。

放聲思考

所有的小小孩都會在獨處或和別人玩耍的時候，把心裡的想法說出來。學齡以後，兒童慢慢地學會在心裡想，不見得會說出來。等到成人時如果還常自言自語，就會被人認為不正常了。亞斯伯格症的患者可能到了很大的年紀，都還常把心裡的想法說出來。這樣的行為在學校裡不但可能干擾同學上課，還會被人嘲笑；同時因為太專注於自言自語，而忽略了老師說的話。患者這種行為背後的原因，可能是他們比較不受同儕的影響，不覺得保持安靜有什麼重要，或者不在乎別人的看法。除此之外，放聲思考有其建設性的功用，如再次確認一些事情。一位患者如此解釋：「跟自己說話可以幫助我釐清思緒，也表達得比較好。」但是也有患者這樣說：

> 你知道，我喜歡我自己的聲音，那會讓我不覺得孤單。我好像害怕如果停止說話，我會失去我的聲音。你知道，我是到五歲大才開口說話的。（Dewey 1991, p.204）

另一個可能的原因，是除了預習當天可能要講的話之外，也藉著不斷地重複別人的話，以反覆思索其話語的意義。

□提醒患者用想的，不要說出來

找到患者自言自語的原因很重要，或許那只是某方面發展遲緩的現象之一，藉此整理思緒，會覺得好過一些。但這行為若造成別人的困擾，就得訓練患童試著「用想的」，而不是「用說的」，或者小聲說就可以，尤其是有別人在旁邊的場合。有些成人患者仍有放聲思考的行為，你會看到他們的嘴唇不停在動。

聽覺方面的困擾

有些患者在自傳中提到，如果幾個人同時說話，他們就無法專注聽任何一個人的話。有一個亞斯伯格症的患童，其學校教室的安排是兩個班級共用一間教室。有一次他的老師正在唸數學考題，而同時另一班的老師也正唸英文考題。改考卷時，老師發現他兩科考試的答案都寫了。患者凱蒂描述多種聲音是如何的難於理解，好多人一起開口說話的時候，尤其談的是同一個主題，又都在同一個空間，對患有此症的人是很困擾的。

懷特（White and White 1987）這樣解釋：

> 剛開始的一、兩個字，我還可以聽得懂，可是再下來字就都混在一起了，我分不出哪個是頭、哪個是尾。（p.224）

唐娜（Donna Williams 1992）這樣描述：

> 在學校我常常很懶散，因為有時候聲音會扭曲，聽不清楚老師在說些什麼；有時眼睛會變模糊，看不清楚。然後，老師會說：「繼續做功課，戴倫。」（p.225）

我聽到的話好像都得經過複雜的解碼程序。有時我聽到的是斷斷續續的字句，根本聽不懂，以至於別人有時得反複講好幾次。那情形就好像有人在我耳邊把電視的音量一會兒轉大，一會兒轉小。（p.61）

葛蘭汀（Temple Grandin 1991）這樣說：

即使到現在，我還是經常無法過濾我聽到的雜音。就好像從收音機聽我最喜歡的歌曲，一邊還注意到錯過了半首，有時我的聽覺會突然關掉。大學聽課時，我得不斷地記筆記，要不然很容易轉台換頻道。

□鼓勵患者請對方複述，用簡單的話再說一次，或者用寫的

如果這樣的情況很明顯，像是「選擇性的耳聾」（selective deafness），就應該請教語言或聽力、聽覺方面的專家了。同時，也可以鼓勵孩子克服怕被別人嘲笑的恐懼，試著請別人再說一次，或者用簡單的語辭再表達一次。另外一個方法就是老師或父母交代患童事情時，若發覺他好像有點不解的樣子，就要求孩子複述一次剛剛聽到的話，或者問：「可以說出來我要你做什麼事嗎？」

□給予指示時，句子之間要停頓

也可以在每句話之間稍做停頓，給患者消化這些話的時間，或試試以文字表達。

一位患者在以下的記錄中，談到文字溝通的優點（Jolliffe *et al*, 1992）：

發音類似的字對我而言很難分辨，如ball和bull，fend和end，beam和bean，mum和numb，chase和case，bad和bag等。別人可以挑出我發音的錯誤，但是好像沒有人注意到對我而言，他們說話時有些字和句子是黏在一起的，雖然經由上下文的內容，我是可以費力猜出那是什麼字，但是我總得很努力、很小心的跟別人說話，而且會有猜不出來的時候。學校一年級的時候，這種情況我還應付得來，因為功課可以事先預習，重點會寫在黑板上，老師說話的速度也沒有那麼快，每個句子中間會停頓一兩秒，我有足夠的時間去猜。閱讀時，就沒有這樣的困擾了，因為每個字都很清楚被寫出來了。（p.14）

作者就認識幾位患有亞斯伯格症的成年人，當他們在想要如何回話時，會告訴對方先不要說話，否則會想得更慢，更回答不出來。因此一次專心處理一個聲音、問話之間短暫的停頓、以文字閱讀代替說話，都是幫助患者和人溝通的方法。

口語流暢性的表現

亞斯伯格症的患童常常不是話太少，就是話太多。尤其是他們的特殊嗜好，可以讓他們滔滔不絕，有時讓人覺得可愛，有時讓人覺得沒完沒了。只要觸及其興趣專長，他們不但求知若渴，也會變得口若懸河，所有談話內容都會繞著同一個主題轉，不但展現其知識上的專業，更可以看出其熱烈的情緒。在這方面，患者必須學習察顏觀色，知道何時該閉嘴。

□焦慮可能是導致不說話原因，有時需要治療

不同於有些孩子在發展的某些階段會拒絕說話，此症的患童是選擇性的只跟某些人說話。有一個患童只要一進學校就不開口，雖然我們還不知道真正的原因，但是以下一段自傳，或許可供參考（Jolliffe *et al.* 1992）：

對我而言，說話是一件很困難、有時甚至是不可能的事，雖然這幾年來情況已改善許多。有時那些話在腦袋裡都很清楚，但就是說不出來，有時就算說出來了，

也會說錯，而且連說錯了都不知道，還是別人指出來告訴我的。自閉症真是讓人覺得挫折，因為很難向人解釋自己的感覺，不管是受傷或是害怕的時候。現在就算我可以讓別人知道是什麼事讓我害怕，但在事情發生的當下，我就是說不出來。例如被一個陌生人問我叫什麼名字，我不見得都記得，但是當我覺得比較放鬆的時候，連只聽過一次的電話號碼都記得。當我覺得害怕或痛苦時，不但什麼都說不出來，還會發出怪聲或一直動。（p.14）

因此，緊張焦慮是造成不說話的可能原因，有些人甚至會口吃。這裡要談的困擾不是語言的技巧，而是情緒對語言能力所造成的影響。如果影響嚴重，可參考以下的方法來幫助患者。後續的章節也會再提到其他的方法。

語言策略摘要

語用方面

★幫助患童學習
- 適當的開場白
- 聽不懂時適時的求助或澄清

★培養說「我不知道」時的信心

★理解對話中回應、中斷或改變話題的情境線索

★示範如何表達同情

★在患童的耳邊提醒他該說的話

★利用說話課或表演藝術課學習說話的技巧

★利用說故事或卡通式的對話，幫助患童了解不同層次的溝通

表面字義解釋

★想一想你所說的話或指示可能如何的被患童誤解

★ 語言中用到的譬喻

說話的節奏和韻律

★ 訓練患童改變重音和音調的高低來強調重點，精確地表達情緒

學究式的言談

★ 避免抽象和模糊的字句

自創的新詞新義

★ 鼓勵有創意的語言

放聲思考

★ 當有人在旁邊時，提醒患者「用想的，不要說出來」，或小聲的說

聽覺方面的困擾

★ 鼓勵患童請對方複述，用較簡單的話再說一次，或者用寫的

★ 給予指示時，句子之間要停頓

口語流暢性

★ 焦慮可能是導致不說話的原因，有時需要治療

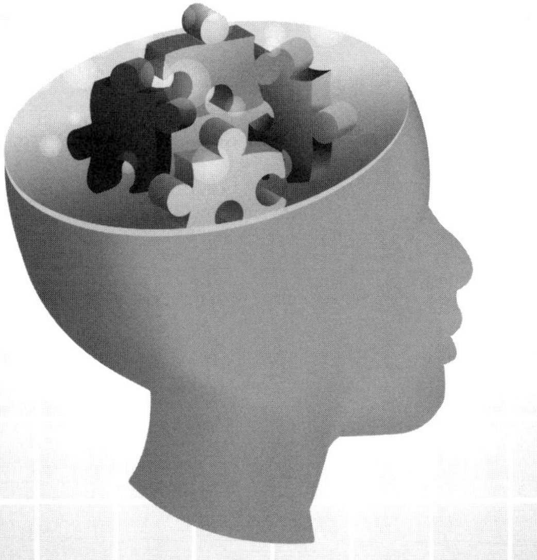

第4章

特殊興趣和例行程序

亞斯伯格症有兩個特質，一直在文獻上受到重視和研究：其一是著迷於特殊的興趣，占據了患者的時間和對話的主題；其二是對某些生活例行程序的堅持。這兩點之所以長期受到重視，是因為其持續性和對家庭生活影響巨大（Piven *et al.* 1996）。此症的患童可能著迷於蒐集某樣東西，如以下的自述（Jolliffe *et al.* 1992）：

> 我也喜歡蒐集管裝雀巢聰明豆（Smarties）的蓋子，有橘的、綠的、藍的和黃的，蓋子內側還印有不同的英文字母。我蒐集到橘色的比較多，只有幾個藍的，但是英文字母不齊全。麻煩的是我在糖果店要打開所有聰明豆的蓋子，好知道蓋子裡面印的是什麼字母。這件事好像讓別人很困擾。（p.13）

有些蒐集物得要靠其他人幫忙，就像上面這個例子一樣，其他如啤酒標籤、鑰匙圈或蝴蝶，還有較不尋常的如吸塵器或馬桶刷，這些東西的存放不只會造成家人的困擾，甚至患童可能只要一進別人家，就開始找馬桶刷，還由此來判斷誰才是真正的朋友。

患童對於收藏的興趣強烈，不會放過任何機會。他們不但眼力特好，只要一發現想要蒐集的東西，不管距離多遠，不論如何勸說，都絕不放棄。雖然他們總有一天會換一樣東西收藏，但無論如何，都不會是正在流行的東西，一定是一些與眾不同的選擇。曾有一位患童要求他生日那天的禮物全都是路標，當然也真的有父母可以讓孩子如願以償。

患者的特殊癖好常有其發展軌跡，如漸漸的從蒐集物品進展到特定的主題。常見的主題有交通工具（如火車和卡車）、恐龍、電器和科學。這些患者經由不斷地閱讀相關資訊、鍥而不捨的問問題，簡直把自己變成了一本百科全書。而且，這些追求和累積，絕對不是時下所關注的事物。另外常見的還有對統計數字、次序和對稱的事物著迷。例如一個七歲大的患童對橄欖球賽有興趣，他不錯過任何一場球賽，記得所有球賽的評論、分數和排名，只要一談起這個話題，幾個小時也說不完。為了發揮他這方面的專長，他的父母親幫他報名參加球隊，只要哨子一吹，比賽一開始，他就開始不斷大聲地評論所有的進展，好像一個旁觀的球評一樣。當球傳到他手上的時候，他馬上厭惡的把球拋開。他對下場去打球一點興趣都沒有。

有時候患者的興趣，著實很有創意。有一位患者對卡車有興趣，他不但知道所有卡車製造廠、車型，並且可以記住每天下班回家路上所見每一輛卡車的型號，並就其稀有性給予相對的分數。如Volvo的卡車因較為常見，只能得一分；Mercedes的卡車較為少見，可得五分。回到家後，他會一一更新各型卡車的積分。

這些特殊的嗜好可能如藝術般地被展現出來，患者著迷於其比例、細節與結構，同時，電器和電腦也可能是他們執著的主題，有時甚至不考慮其安全性。有一位年輕的患者對電器用品的線路板和照相機閃光燈著迷，他的好奇心，包括去測試屋內插座可以承受多大的電壓，所幸他未在爆炸中喪命！

年紀小的患者還喜歡假裝自己是某人或某種動物。有一個七歲的小女孩對維京人（Vikings）和其生活方式著迷，因此要求媽媽為她用羊皮做外套，打扮得像維京人一樣在住家附近活動，告訴大家她是維京人。另外，電器工人、警察和磚匠也都常是模仿的對象。這其中不但需要想像力和創造力，還需要了解其生活方式和相關的常識，這些細節通常成為患童所有心思和遊戲的焦點，他們常獨自一人悠遊其中，假裝成一隻螞蟻、一匹馬或外星人。他們的興趣通常強烈又短暫，不但讓他們成為怪人一個，連生活都跟著改變，閱讀的內容或是床邊故事也都因而不同。不同的興趣帶來一批批不同的東西，塞滿了家裡和房間，這些收藏又都不能丟掉。

這些興趣發展到最後一個階段，可能從對知識、物質的追求轉成對人的迷戀，這尤其可能在青春期或成年後發生，情況類似年輕人的迷情愛戀一般。被患者迷戀的對象常會覺得困擾，家長也會擔心。有一位患有此症的青春少女迷上一位流行音樂歌手，她為他所創作的畫像和雕塑極其精細而專業，得到全國媒體的關注。那位明星因此終於與她見了面，兩人成為朋友。她常造訪那位明星「英雄」的家，並和他的妻子共處。但是，有一天她決定再也不與他們碰面了，因為這位明星家買了一隻狗，而她受不了狗的叫聲。從此她絕口不再提那位明星。不久之後，她的生活中又冒出了另外一位英雄。

亞斯伯格症的診斷標準中還描述另一項特質，可能與上述的特殊癖好有關，但也可以獨立來看。患童常會建立一套生活常規，父母親如果沒有配合按照既定的程序進行，患童就會焦慮和沮喪。也就是說模式一旦建立，就一定得照規矩來，不幸的是這些程序和細節可能越加越多。例如，原來只是睡前要排三個玩具在床前，後來演變成儀式性的、成打以上的玩具，並且有一定的順序和排法。去一個地方的路程同樣地被走過幾次以後，以後就一定得照這樣的路徑走，不能改變。下面這一段話說明了為什麼他們堅持這樣的秩序：（Jolliffe *et al.* 1992）

> 現實生活對一個真實的人而言，充滿了事件、人、地方、聲音和影像，真是讓人困惑，好像沒有清楚的界線、次序和意義。我大部分的時間好像就是在這一片混亂當中，理出個頭緒和模式。固定的程序、時間、路徑和儀式，可以幫助我面對生活的混亂。（p.16）

有關特殊興趣及例行程序的診斷標準

吉爾柏格（Gillbergs' criteria 1989）的診斷標準就這兩點說明得很清楚。標準的第二項提到狹隘的興趣（narrow interests），至少符合下列三項中的一項以上：

a 排除其他的事情

b 反覆的執著

c 沒有意義的重複

第三項標準是有關反覆性例行程序（repetitive routines），符合下列兩項中的一項：

a 加諸於自己的生活

b 加諸於別人

薩馬利（Peter Szatmari and colleagues' criteria 1989）等人所提出的標準中並未提到這兩項特質，因其臨床經驗只發現少數此症的患者有此現象，且其嚴重程度是可以被忽略的。但是，美國精神學會和世界衛生組織的標準中都列出了這兩項特質。目前，針對這項特質的本質探討差異很大，有人甚至質疑是否應列入診斷標準。無論如何，若其特殊癖好和執著的例行程序嚴重影響生活，下面的討論嘗試提供解釋和可行的因應方法。

特殊興趣

患者特殊興趣的表現方式，包括蒐集物品和資訊，和一般人的嗜好或收藏不太一樣。其不同之處在於此症患者的特殊興趣都是單獨進行，且占據他所有的時間和談話內容。但這種行為又不同於強迫症，此症的患者真心投入、享受其興趣，並不想抗拒它。其原因為何，有下列可能的解釋：

□幫助談話進行下去

如果有人不善於和人交談，又不善於讀取、抓住社會性的線索，有時不知道該說些什麼，有些話題又需要較多的同理心或社會性的常識時，最保險的方法就是談一些特殊的話題。因為熟悉和曾經鑽研，對話就容易不斷地冒出來。

□表現聰明樣

亞斯伯格症患者都很不希望被人當成笨蛋，方法之一就是談一些專有名詞和別人不熟悉的話題。當然，這不是此症的患者才會有的行為，像一些電腦專家、學者、律師或者一些專業人員（包括心理治療師在內），都會用一些行話或術語來表現自己的專業和地位，這應該也是專門行業吸引人的原因之一。

□提供次序感和一致性

此症的患者很難適應日常生活中的改變。特殊興趣的追求提供了將資料整理分類或製作表格的機會，就好像使用電腦之所以吸引人，不只是可以不用講話和避開社會互動，而且較有邏輯性、前後一致、不會有情緒波動。對此症患者而言，這是很理想的追求的對象。

□鬆弛心情

這些孤獨與反覆的追求，提供患者機會避開因為社會互動所帶來的壓力，且從固定的程序中找到安全感。有一位女性患者每天都像舉行儀式般的泡日本茶好幾次，她說這樣做會讓她覺得放鬆。這種做法的確可以解脫日常生活中的壓力，臨床經驗並顯示，投入的熱度和壓力大小是有關係的，壓力越大，著迷程度越深。

□享受樂趣

如果與人互動對你是而言是苦差事，又不想窩在沙發上當馬鈴薯一動不動，你會做些什麼事？況且興趣嗜好不只是殺時間而已，其中還有樂趣。大衛（David Miedzianik 1986）這樣說：

> 每次看修理工人修瓦斯爐就覺得好玩。看到瓦斯通了，火燄燃燒，我會興奮得跳上跳下。我從小就這樣。（p.88）

一個亞斯伯格症患者的人生可能沒有太多的樂趣，沉迷於某種嗜好是他們樂趣的來源，甚至樂此不疲，高興得上下跳躍。

如何與他們的特殊興趣相處

對患者的家人而言，那些問不完的問題、不體貼他人的行為、收藏的東西，會是個困擾。許多父母想辦法降低孩子著迷的程度，或設法阻止他們培養那些嗜好，雖然不容易，但仍有一些因應之道：

□限制從事特殊興趣活動的時間

許多父母嘗試說服孩子放棄其嗜好，或鼓勵他們對別的事物產生興趣，但是經驗顯示很難奏效。

一個比較有效的方法是限制他們投入特殊興趣的時間，因為有時候那個興趣本身並不是問題，困擾的是他們因此而不顧一切，以及花下太多時間。父母可以用計時器或時鐘來計算時間，時間一到就必須停止。但是要注意他停下來後，容許他去做另外一樣他認為有趣的事，而且不要再讓他看到跟他的興趣有關的設備，也就是「眼不見為淨」。要讓他慢慢淡化做那件事的興頭，不妨讓其他有趣的事占據他的心思，可以是跑腿買東西，也可以是其他他所熟悉、也做得很好的事情。如果患童還是覺得很難過，可以拿出預先排好的行程，跟他再次確認下一次可以回來再玩的時間。

他們的特殊興趣通常只維持數星期，有時可能延續數年，但說停就停，馬上可以被另一項嗜好所取代。如果收藏的東西不大，控管起來還容易些，但有些收藏可能是非法或有危險性的，如武器、彈藥或毒品，那可能就需要專業的人員幫忙，將興趣轉移到較不危險的事物上。電腦通常是很好的替代選擇，因為玩電腦不但較容易被同儕接受，也可以建設性地發展出相關的專長或事業。

□建設性的導引

為了取悅老師、父母和朋友，因而參與競爭、合作或模仿，常是驅使孩子發展的動力。但亞斯伯格症的患童沒有這些驅力，他們對家長和老師所建議的活動通常缺乏動機。但只要興趣被引起，他就會一頭栽進去。因應的策略之一是把他有興趣的元素，融入我們希望他從事的活動當中，或者以他的特殊興趣主題，鼓勵他們就此多從事社會性的互動或發展一技之長。

許多患童都很愛看一個叫《湯馬士火車》（*Thomas the Tank Engine*）的節目，因為這些孩子都喜歡有次序感、可預期、前後一致和對稱的事物。想想那一列列的車廂，行走在固定的軌道上，那平行的軌道和枕木有規則的排列著，而且每列火車引擎前面都貼著一張臉，可以幫助孩子從劇情、不同的五官變化中，學習解讀人臉與情緒。節目中所播放的音樂，也是簡單、重複的旋律。這些都是湯馬士和他的朋友們受患童歡迎的原因。如果他們的閱讀經驗從湯馬士的系列書籍開始，他們一定會喜歡閱讀的。這對他們情緒方面的學習，也會有很大的幫助。

□增強動機

如果患童對蒐集小旗子有興趣，又正好在學算數，那就讓他數旗子，而不是小方塊。若是學不會其他課本上教的東西，也可以用他的特殊興趣來比喻，只要一說出那個「神奇」字眼，他的眼睛就發亮，精神就來了。葛蘭汀（Temple Grandin 1988）提到如何建設性地運用她的特殊興趣：

> 讓我著迷的另一樣東西是超級市場和機場的電動門。一個做老師的可能想不通電動門和算術、英文或科學會有啥關係？但對一個小學生而言，其實很容易，只要請電動門公司寄一些商品型錄來就很好運用了。一個型錄對大人而言可能很無聊、沒什麼，但對一個患有亞斯伯格症且對電動門著迷的孩子，那可好用得很。就以地理課為例，老師可以把門貼在地圖的某處，讓患童去找，然後量一量從學校到那個賣電動門公司所在的距離。（p.3）

若患童的年紀大一點，就可以把投入該項嗜好的時間當做獎勵，如只要做對十題，就可以有十分鐘到圖書館閱讀相關的書籍的時間。或者只要有一段時間沒有打擾身邊的人，沒有一直問有關其特殊興趣的問題，下課後就可以有多少時間去從事與該興趣有關的活動。

□培養專長和增加社會互動的機會

有些興趣後來還可以賺錢或成為工作。如果對園藝機械有興趣，可以成為專業的園丁；對天氣有興趣，可以發展成為氣象專家；對地圖有興趣，可以當計程車司機。看看葛蘭汀的事業是如何發展出來的（Temple Grandin 1990）：

> 卡羅先生藉著我對牛槽的著迷，讓我學習如何查閱科學方面的資料。他說為了滿足這項興趣，我必須懂得科學的研究方法，所以必須念書。我的心理醫師和輔導員一心要我放棄那些奇奇怪怪的興趣；相反地，卡羅先生幫助我擴展延伸我的興趣，成為我一輩子的事業。如今，我走遍全世界，為肉品公司設計牲畜圍欄和斜槽。最近我一項非常先進的設計，可能會被主要肉品包裝的大公司所採用。在畜牧業這個領域，我發表了上百篇的研究報告，居於執牛耳的地位。如果當年我的心理醫師成功的除去了我對牛槽的迷戀，如今我可能只能看肥皂劇混日子。（p.2）

一個患童也可能很有藝術天分，很會畫卡通插畫，可以搭配會寫故事的孩子，合作贏得班級的認同和獎項。有些孩子甚至因為特殊興趣而有個人的家教老師，因而培養了某方面的專長，對建設性的能力發展和自尊心的建立都很有幫助。而老師和同學們也可能因為患童的這項特殊專長，而較願意容忍他在社會行為的怪異表現。葛蘭汀

（Grandin 1992）就提到：「一個人可以因為有才華而受尊敬，即使他是個怪人。」目前甚至有為亞斯伯格症成人患者所開的科學和外語的進階課程（Barber 1996），這是很有創意的點子，患者所迷戀的有關火車、建築物的圖片和資料，都可以成為豐富一個電視節目的素材，而患者本人因其熱情和專業，也可以成為專業的評論者。

電腦方面的興趣更應該被鼓勵，不只是為了將來的工作，更可因此增加患者社會互動和自信心。當患童可以在班上擔任電腦、算術或科學小老師，同學基於感激和互惠，就可能在其他方面多包容或協助。有一位青少年患者是電腦專家，他在班上總是被排擠，無論別人談論派對或和性有關的話題，都沒他插嘴的份，他看來非常的孤單。但只要上電腦課，尤其碰上有人電腦當機，他馬上就變成熱門人物，不斷地被人請教，連表情和肢體語言也頓時改觀。終於，他被班上同學需要和接納了，而有關電腦的活動和拍賣，也都是結識同好的機會。對亞斯伯格症患者而言，其特殊興趣可以變成是烏雲背後所鑲的金邊。

對一個社會生活適應困難的人而言，興趣的追求是放鬆，也是樂趣，甚至還有治療功能。在患童放學回家、結束了一天辛苦的學校生活之後，如果覺得壓力很大，父母親可以鼓勵孩子在這時從事和其興趣有關的活動，以減輕壓力。

如果其興趣焦點是在人身上，可以趁機讓患者學習和情緒、友誼及社會規範有關的事情。《星艦迷航記》（*Star Trek*）中有個角色叫作「百科少校」（Data，生化人），他的特質和亞斯伯格症患者很像，只有知性、沒有人性，因而對求愛、情緒和幽默等非常好奇。因為認同其所面臨的困境，Data成為亞斯伯格症患者心目中的英雄。父母親或老師可以參考片中該角色所面臨的困境來教導患者。

例行程序

相對於新奇、混亂和不確定，固定的例行生活程序，讓生活變得可以預期，也帶來次序感，因而降低了焦慮。唐娜這麼寫道（Donna Williams 1992）：

> 我喜歡重複、有順序的事情。我喜歡百科全書，書背上印有字母和冊號，我常常反覆的檢查，以確定它們按照對的順序排列。我喜歡把一片混亂變得井井有條。不只百科全書，還有電話號碼簿，無論是按照號碼或是姓名，都可以排序。前後一致一直是我在努力探究的目標，雖然我的世界顛顛倒倒，但我努力從中找到一致性。世界上大部分的事情一直在變，而我總是沒辦法準備跟著改變，因此，一次又一次做同樣的事情，讓我覺得快樂和舒服。（p.38-39）

由此可知，固定的例行程序讓人覺得穩定不變。

臨床經驗顯示，當一個人經歷重大的改變（如失去重要的親人）而變得焦慮時，穩定的生活和作息益顯重要。面對焦慮常用的方法之一是發展出儀式性的例行程序，或迷信的行為，如不站在梯子底下等。這是心理學上所謂的負向的增強，能夠結束一個不好的感覺。儀式性的例行程序是亞斯伯格症衍生出來的結果，讓患者抓住一致不變的元素，以降低焦慮。

□安排時間行程表

但是要如何防止這種例行程序過度發展？孩子可能像個暴君一樣堅持不變，但是父母親的妥協應有一定的限度，並且要有幾套應變的招數。讓孩子養成看鐘計時、安排行程和寫日記的習慣，以預期一天當中會發生什麼，或要做些什麼事。但是在寫行程表時要注意考慮突發狀況可能會發生，可以使用每一個活動都各有一張卡片的方式，讓這些卡片可以抽換或更動，重新安排順序。隨著成熟度增加，患者將逐漸可以忍受改變，雖然總是不容易。

每個學年結束時，最好為下一學期老師或課程的更動先做準備。在學期結束的幾週前，可讓新的老師先到班上觀摩現任老師教學，先學一些方法；待新班開始之後，新老師可以向前任的老師求教。學校的行政人員也要留意這些轉變，對患童可能造成的影響。

□維持部分例行習慣以減少焦慮

不管個人生活、身體狀況和環境如何改變，患者生活中總要有些事是穩定不變的。尤其是青春期，要注意盡量減少不必要的變動，讓患者維持一些固定的儀式習慣，以因應焦慮的情緒。而且可以把堅持固定程序的程度，當作其壓力的指標。當例行的程序不勝負荷時，就是需要檢討生活是否足夠穩定，或是需要看醫生的時候了。

下一章將繼續探討如何面對焦慮。

特殊興趣和例行程序策略摘要

發展特殊興趣的原因

★ 幫助談話進行下去

★ 表現聰明樣
★ 提供次序感和一致性
★ 鬆弛心情和享受樂趣

因應策略

★ 限制從事特殊興趣活動的時間
★ 建設性的導引

增強動機

★ 培養專長和增加社會互動的機會

偏好例行程序的原因

★ 增加生活中可預期的部分

因應策略

★ 堅持和妥協
★ 安排時間行程表
★ 維持部分例行習慣以減少焦慮

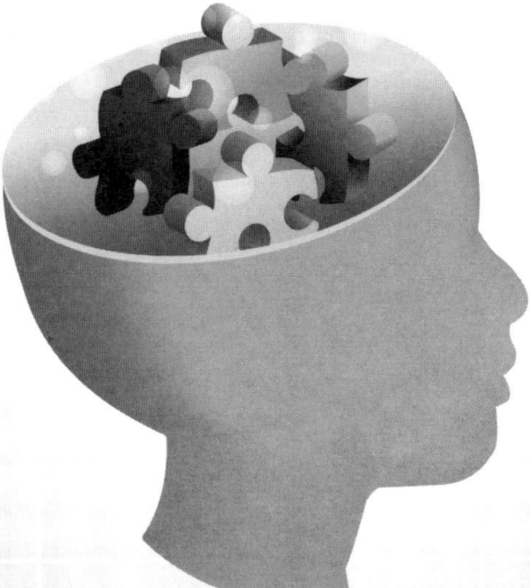

第5章

動作笨拙

亞斯伯格症患童動作協調方面的問題（motor clumsiness），首先出現在走路方面，他們開始學習走路的時間比一般的孩子晚上幾個月（Manjiviona and Prior 1995）。幼童階段，可能表現出不太會接球、鞋帶綁不好，走路或跑步姿勢怪怪的。到了學齡階段，學校老師可能會反應他的字寫得不好，對體育課興趣也不大。在青春期，少數的患者會出現妥瑞氏症候群，有的臉部會不自主的抽動，有的會不斷地眨眼睛，這些都是屬於動作協調方面的問題。

動作笨拙不是亞斯伯格症獨有的特質，有些其他發展上的異常也會有相同的問題。然而研究顯示，百分之五十到百分之九十的亞斯伯格症患者有動作協調方面的問題（Ehlers and Gilberg 1993; Ghaziuddin *et al.* 1994; Gillberg 1989; Szatmari *et al.* 1990; Tantam 1991）。因此吉爾柏格等人（Corina and Christopher Gillberg）將動作笨拙列為此症六項診斷標準中的一項。但是，薩馬利等人（Peter Szatmari）和美國精神醫學會的診斷標準中，並未觸及動作協調方面的問題，僅美國精神醫學會在此症特徵列表中指出患者在學齡前階段，有動作不靈活的問題，且動作發展學習速度較慢。除此之外，許多研究也顯示患童這方面的問題相當普遍（Volkmar *et al.* 1994）。

因此，是否將動作協調不佳列入診斷標準，醫學界至今仍有爭議。但是無疑的，這個問題將對患者的生活，造成一定程度的影響。

造成什麼影響？

曾有幾個研究以不同的測試，調查亞斯伯格症患者動作協調的能力。這些測試包括：Griffiths, Bruninks-Oseretsky and the Test of Motor Impairment-Henderson Recision。研究結果顯示動作協調不佳，讓患童大肌肉的動作到精細動作皆受影響。臨床也有許多相關的觀察與記錄，本書作者建議此症的患者都接受這方面的評估。以下詳述不同的問題及其因應的策略。

走路和跑步

有些患者走路或跑步的樣子很難看，有的像小狗走路，有的手臂不會擺動（Gillberg 1989）。專業一點的說法是他們肢體的上半身和下半身的協調運動功能不良（Hallert *et al.* 1993）。因為這一特點顯而易見，容易引來同學的譏笑，導致患童不願意上體育課。這時可請專業職能治療師幫忙訓練治療，在大片的鏡子前面運動、用錄影機錄下患者的動作，或者搭配音樂或舞蹈，都有不錯的效果。游泳更是效果奇佳的運動，能讓孩子充分體驗肢體動作協調的成就感。

球類運動

動作不協調，對丟球和接球的影響很大（Tantam 1991）。用兩手接球，除了兩隻手要配合之外，還有時間的問題，有時姿勢都對了，但眨眼之間，一切都太遲了。還有研究發現，患童丟球的方向往往不是眼睛看的方向。臨床觀察也發現患童球踢得不好，因此失去許多在球場與他人互動的機會。因為表現不好，所以患童會逃避和球類有關的活動，但有時是因為球技太差被別人排斥。惡性循環之下，更加缺乏練習的機會。許多患童的父母自患童幼時，就請家教教他們打球，不是為了希望培養運動選手，而是為了讓他們可以正常的在球場上和人打球。有些患童就是因此被報名參加某些球隊的。同時，建議帶患童去做眼睛方面的檢查，以了解他們的視力和視覺功能是否有問題。

平衡感

讓患童閉上眼睛，單腳站立，可以看出平衡感好不好（Manjiviona and Prior 1995;

Tantam 1991）。葛蘭汀（Temple Grandin 1992）提到她無法一腳前、一腳後地平衡自己，也就是無法兩腳走在一直線上。有些患童因此不會玩操場上的某些遊樂器材，需要鼓勵和多加練習。

手部精細動作

有些活動與雙手的靈活度有關，例如穿衣服、綁鞋帶和使用餐具等（Gillberg 1989），也可包括腿部和腳掌的配合，例如騎腳踏車。如果孩子的雙手不靈活，父母或老師可以用「大手帶小手」」的方式幫助他練習，也就是大手放在小手上，帶著他一個個動作來，然後慢慢撤掉大手的力道。這種雙手不靈活的現象，可能持續到成年，以下是葛蘭汀的描述（Temple Grandin 1984）：

> 如果只做單一的動作，我可以做得很好，如操作水壓機槓桿，我可以一次操作一個沒問題。但若要同時操作兩個或三個槓桿，就不行了。我的方法是弄完一個，很快地再弄另一個。（p.165）

書寫

老師可能要花很多時間讀患童的塗鴉，患童也知道自己寫的字很糟糕，所以不太願意做跟寫字有關的事。不幸的是，無論是在學校或工作職場上，大家把寫字當作能力和性格的指標之一，因此無法寫出工整、正確的字，常讓患者覺得窘迫或生氣。除了職能治療師可以在這方面為其評估和訓練之外，還有一些方法來降低相關的困擾。許多患童對電腦很在行，在這種情況下，就可以用電腦和鍵盤來代替手的書寫，包括作業和考試，只要能交出成果即可。家長也可以勤於檢查功課，以確定患童寫的功課是可以看得懂的。幸好以未來的趨勢來看，用手書寫的重要性日益降低，這樣的發展對此症的患者是有利的。

草率動作

最近的一項研究顯示，只要是和肌肉協調有關的事情，如用剪刀剪紙型，很多患童會很草率的趕快做完（Manjiviona and Prior 1995），既不認真又衝動，又潦草又出錯，孩子、老師和父母都不滿意。在做類似的活動時，患童常需要指導和鼓勵，節拍器或數數可以幫助孩子放慢速度。

關節的問題

診斷評估中也包括這一個項目（Tantam, Evered and Hersov 1990）。不知是身體結構，或是肌肉方面的問題，大衛在自傳中描述道（David Miedzianik 1986）：

> 我還依稀記得在學校常玩遊戲，也學寫字。從幼稚園到小學，他們就常說我握筆姿勢不正確。直到如今，我還是不太能把筆拿好，所以字也總是寫不好。我想那是因為我的手指尖端關節有問題，我可以把手指頭往後彎。（p.4）

患童常因為關節或握筆的問題而被轉介到復健科，尋求職能治療師的幫助。因為在學校用筆的機率很高，若有這方面的問題，應及早面對。

韻律感

亞斯伯格醫師（1991）最初為此症下定義時，提到一個個案無法跟上拍子。葛蘭汀（Temple Grandin's 1988）在自傳中如此自述：

無論是孩提時代或是成年以後，我都沒辦法跟上別人的節奏。聽音樂會時，大家都能適時的拍手，我沒辦法，我是跟著旁邊的人拍的。我可以有我自己的節奏，但無法跟別人或音樂同步。

只要和患者一起走路，就可以很明顯觀察到這一點。當人們一起走路時，很自然地會「同步化」，最明顯的例子是行軍的時候。但患者的「步調」和別人不同，他們總是「獨步」。這也影響到樂器的演奏，患者無法和人合奏，他們只能「獨奏」。

模仿動作

在與人對談時，人們會不知不覺地模仿對方的姿勢和手勢，尤其是在很認同對方的時候。但是亞斯伯格症的患者無法與別人的動作同步，除非刻意而認真的去模仿對方的每一個動作。但臨床經驗顯示，那樣做會顯得很造作，很可能是患者在手足無措的情況下，選擇最安全的作法，就是照著對方的每個動作做。就這一點而言，好像很難教導患者如何自然地與人同步。

其他動作方面的疾症

妥瑞氏症候群（Tourette Syndrome）

許多自閉症和亞斯伯格症的患童也罹患妥瑞氏症候群（Kerbeshian and Burd 1986, 1996; Marriage and Miles 1993; Sverd 1991; Wing and Attwood 1987）。其症狀分為三大類：動作、聲音和行為。動作的異常症狀是指不自主、反覆的抽動（tics），通常有快速的眨眼、臉部抽動、肩膀抖動，或者頭、手臂、腳的抽動，有時還會跳動，不了解的人會誤以為那是神經緊張的人養成的壞習慣。聲音方面的症狀包括不自主、不預期、反覆的清喉嚨、咕嚕聲、鼻息，甚至像動物（如猴子）的叫聲。聲音症狀還包括不斷地重複自己的話（（palilalia），或重複別人的話（echolalia），這些聲音方面的症狀和語言能力沒有關係。行為症狀是指強迫性的行為，如不斷地鋪床或檢查門窗鎖了沒，偶爾會沒來由的做一些不雅的動作，如暴露性器官，有時會講些與當時情境毫不相關的猥褻話。如果有明顯的上述症狀，應求助於精神科或腦神經科醫師，以藥物治療或心理方面的認知治療，效果都不錯；也可以尋求相關團體的協助（台灣地區的相關協會是「台灣妥瑞氏症協會」）。

緊張症和帕金森症狀（Catatonia and Parkinsonian features）

自閉症、亞斯伯格症和緊張症的症狀有關聯（Reanmuto and August 1991; Wing and Attwood 1987）。緊張症的患者會出現奇怪的手勢或突發奇怪的動作，有時早餐吃到一半或床鋪到一半，會突然「凍住」，僵在當地幾秒鐘，不是癲癇發作，也不是在做白日夢，而是肌肉僵在那裡不能動。

這些症狀也很像是帕金森症（Parkinson's disease），通常是六十歲以上的老人才會得的一種疾病（Maurer and Damasio 1982:Szatmari *et al.* 1990; Vilensky, Damasio and Maurer 1981）。其症狀為面無表情、無法動作、慢慢拖著走路、顫抖和肌肉僵化。在本書作者的臨床經驗中，曾有幾位年輕的亞斯伯格症患者出現上述症狀，後轉診至精神科或腦神經科接受治療。藥物治療的效果不錯，旁人也可以在患者僵住的時候，幫忙患者移動需要動到的部位，或準備一些輔助的器材。聽聽音樂可能也有幫助，尤其是結構和節奏清楚的巴洛克或鄉村音樂。其他的物理治療也可以試試。

小腦功能不良（Cerebellar dysfunction）

近年來，隨著腦部造影技術的進步，有助於腦神經醫學從業人員進一步研究自閉症和亞斯伯格症患者的腦部構造。科思漢（Eric Courschesne）在這方面做過先驅性的獨立研究，對象即納入符合亞斯伯格症診斷標準的患者（Courchesne 1995; El-Badri and Lewis 1993; Hashimoto *et al.* 1995; Mckelvey *et al.* 1995），他首先發現患者的小腦部位（Cerebellum）呈現異常。眾所周知，小腦和運動協調、肢體的移動、語言、姿勢和感覺統合有關係。葛蘭汀（Temple Grandin 1988）曾做過腦部的核磁共振造影（Magnetic Resonance Image），影像顯示她的小腦的確比正常人小，這解釋了臨床上對患者動作協調不佳的觀察。請為人父母者和老師注意，亞斯伯格症患者在這方面的確是有生理上的困難，不是懶惰，請幫助他們安排物理或職能方面專業的治療。

動作笨拙策略摘要

走路和跑步

★ 加強肢體上半部和下半部的協調

走路和跑步

★ 加強肢體上半部和下半部的協調

球類運動

★ 加強接球和丟球的技巧，以幫助患童可以正常參與球類活動

平衡感

★ 多使用操場和運動場的運動遊樂器材

手部精細動作

★ 嘗試「大手帶小手」的練習

書寫

★矯正練習

★學習運用電腦鍵盤打字

草率動作

★督導操作的速度，並鼓勵放慢速度

關節的問題／抓握困難

★求助於職能治療

其他動作方面的疾症

★不自主的眨眼和抽動：妥瑞式症候群診察

★奇怪的姿勢、拖著走路、僵住不動：緊張症或帕金森症候群診察

★尋求專業的診治

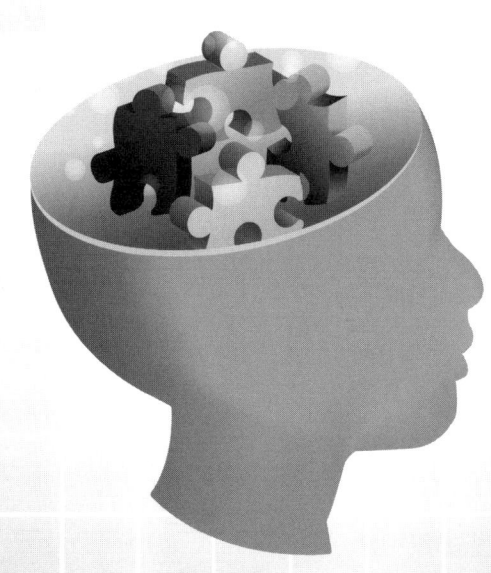

第6章

認知

所謂認知（cognition）就是認識的過程（the process of knowing），包括思維、學習、記憶和想像。認知心理學（cognitive psychology）自一九五〇年代發展至今，有助於幫助我們了解亞斯伯格症。其中佛禮思（Uta Frith）等的研究，針對亞斯伯格症患者根本的問題，無法「解讀心智」（mind read）的這一項假設，做了探討（Frith 1989; Happé 1994）。

心智理論

大約從四歲開始，孩子們會漸漸理解別人是有思想、知識、信仰和欲望的，而這些都會影響一個人的行為表現。但是，亞斯伯格症患者很難理解別人的想法和感覺。例如，他們就是不懂有些話會觸怒別人、讓人很窘，也不知道表達歉意會讓人覺得好受些。在診斷評估的過程中，作者會講一段設計好的故事，讓受試者針對這個故事提出看法，以檢測是否有理解別人看法和想法的能力。這些故事可以很簡單，例如喉嚨裡卡了一隻青蛙，到善意的謊言皆可以（Happé 1994）。以下故事可以檢測一個孩子是否理解所謂「善意的謊言」：

海倫一整年都在期盼聖誕節的到來，她想要一隻小兔子當聖誕節的禮物，對她而言，沒有比這更好的東西了。終於等到聖誕節，她迫不及待地打開禮物，她知道一定會是一隻小兔子裝在小籠子裡。家人都圍繞在她身邊，禮物一打開，竟然是一套無聊的百科全書！海倫一點也不想要百科全書！但是當她的父母親問她是否喜歡她的禮物時，她說：「好可愛喔！謝謝！這正是我想要的。」

海倫說的是真話嗎？

她為什麼要這樣說？

一般的小學生可能會回答海倫不想傷父母的心，但是此症的患童可能跳過這一點，不但不懂海倫為什麼要撒謊，而且會說海倫可以透過百科全書來了解兔子。有些患童可以提出還算恰當的回答，只是要經過幾秒鐘的思考，而別的孩子是不經思考就脫口而出的。

下面是一個有關「兵不厭詐」的故事：

打仗時，紅軍抓到了一個藍軍的俘虜。他們要這個俘虜招出藍軍的戰車位置，紅軍知道不是在海邊就是在山裡，他們也知道這個俘虜為了保護自己的軍隊，一定不會說真話。這個俘虜既勇敢又聰明，他一定不會讓紅軍找到他們的戰車。其實戰車停在山裡，所以他告訴紅軍：「在山裡。」

這位戰俘說的是真話嗎？

紅軍會到哪裡去找戰車？

這個戰俘為什麼要這麼說？

一般的亞斯伯格症患童會認為這個戰俘說的是真心話，要不然就是在開玩笑，因為這樣的騙術，已超出了他們可以理解的範疇了。當然一個孩子必須要有足夠的智力和常識，才能聽得懂上面的故事，當這兩項能力都不是問題時，就可以看出對一般孩子顯而易見的事，對此症的患童卻是很困難的。

這一特質也解釋為何患者喜歡讀知識性的書籍，而不喜歡讀小說或跟人有關、經驗分享的書。小說強調的是社會和情緒經驗，不像知識性的書，可以不談人的感覺和想法（Garnett and Attwood 1995）。也因此每次課堂上的講故事時間，當別的孩子都聽得入迷時，只有亞斯伯格症患童覺得無聊而去干擾別人。成人的患者也一樣，葛蘭汀（Temple Grandin 1992）寫到：

> 我喜歡讀非小說、有關事實的讀物。我不喜歡小說，因為裡面總是有複雜的人際關係。如果非讀不可，我喜歡那些故事簡單，有很多很有趣地理描述的小說。（p.123）

□用角色演練和指示，學習理解別人的想法

既然知道患者對別人的心茫然不知，那要如何幫助他們?最近一項研究發展出一套以社會認知理論為基礎的表演方案，提供患者清楚、系統化的指示（Ozonoff and Miler 1995）。劇中人各有其觀點和想法，但有人是矇著眼的（代表他不知別人的想法和觀點），不同的角色要把其觀點和想法演出來。

□鼓勵患童在行動和說話前：「停—想—做」

亦有研究和臨床經驗顯示，患者可以知道別人的想法，只是無法有效的反應（Bowler 1992）。也就是說理性上他們知道別人的想法和感覺，但就是不知道該用什麼方式回應，無法看到解決某一問題的片段事實之間的關聯（Frith and Happé 1994）。例如，一個患童沒經過同意，就拿了別人心愛的玩具，問他別人心中做何感想，患童事後可能可以恰當的回答，但是在他拿別人玩具的當下，心中是沒有這種想法的。因此，就算知道別人心中的想法和感覺，那和他的行為是沒有相關性的。父母和老師要教患者在行動之前先想後果，口訣是「停—想—做」，先停下來想一想別人可能會有的感覺，理解別人的感覺和想法，是與他的行動有關的。

智商分布

亞斯伯格醫師的同事伍斯特（Elizabeth Wurst），是第一位用標準的智商測驗來了解此症患者智商分布的人。患者的智能在字義、常識、算術和圖形設計（block design）表現相當好。就圖形設計的測試而言，患者必須在限定的時間內，用顏色小方塊照排一個圖案，他們很擅於將一個大的圖形解構成小區塊（Frith 1989）。但是有些患者的語言智商（verbal IQ）和操作型智商（performance IQ）之間的落差相當的大（Ellis *et al.* 1994; Klin *et al* 1995）。

不幸的是，一般人會認為知識和字彙多的人一定很聰明，因此此症的患者可能被認為很聰明，但其智商測驗的結果卻讓人失望。患者偏低的分數出現在社會性向相關的項目（Carpentieri and Morgan 1994），也就是說，患者在記憶、字義方面很行，但是解決問題的能力卻很差。

智商測驗的結果很有參考價值，可以就此了解並善用孩子的優勢，增加其自尊心；也可以了解他哪方面能力較弱，為何在校有些科目表現較差且進步較慢。整體而言，此症患童的智商相當平均，但須注意不要以單一分項的得分來詮釋他們整體的能力。觀察各項能力的差異，比分數本身更重要。

記憶力

患者的父母常提到患童的記憶力非常好。例如，亞伯的父母親曾說：「他記得很小時候的事情。有的只是一件很小的事，當時他隻字未提，但是幾年之後，他不但記得，還說得出許多細節。」（Cesaroni and Garber 1991, p.308）。就正常兒童發展的情況來說，他們很難記得會講話之前的事情，但是有些患童卻可以清楚回憶嬰兒期的事。亞伯說：

我記得一歲的時候，我們去過納許維爾，那邊的空氣聞起來好像木柴的味道。我

還記得聽到音樂，知道自己是在一個不一樣的地方醒來，我聞著空氣的味道，那是一種老房子的氣息。（P.307）

記憶也可以是非常視覺性的。凱蒂就說她的回憶都是東西，而不是人。有時患童的記憶力可以好到記得書本整頁的內容，這種驚人的圖象式記憶，對考試大有幫助。本書作者就知道一個患者在讀大學時曾被指控做弊抄襲，因為一長段的答案居然和教科書上寫的一模一樣，一字不差。從正面的角度來看，這種對特殊主題或細微末節長期驚人的記憶，用在遊戲和比賽時可佔盡了上風。有一位患者在一個當地競賽中幾乎拿到冠軍，他的嗜好是看電影。然而，比賽的最後一個問題讓他失去了冠軍，題目是：《飄》（*Gone with the wind*）這部電影是何時拍的？他的回答是電影的拍攝年份，然而標準答案是電影上映的年份。其實他的答案才是正確的。

彈性的思考

亞斯伯格症的患者還有一個特點，就是認知上沒有彈性，也可以說他們的心是單向道（Minshow *et al.* 1992）。他們的想法傾向於僵硬，不允許改變和失敗。他們解決問題的方法只有一種，其他的方法就得要有人教了。

□練習思考各種替代方法

若患者年紀還小，可以用某些遊戲來訓練他的思考，即使只是一疊彩色塑膠片，只要分類的規則改變，就可以分成各種不同堆，如不同大小、不同形狀、不同顏色、不同厚度等。可以問問患童：「還有什麼可能？」或「你還可以做什麼？」不具體的圖畫或物體，也可以想像成任何東西。年紀較大的患童可以玩一種叫作「哪裡錯了？」（What's Wrong ?）的卡片遊戲，是由一家學習發展輔助公司所製造研發的，每一張卡片上的圖畫都很奇特，孩子要指出哪裡出了錯。另外一個遊戲是，「這種東西（如磚塊……等）還有幾種用法？」

□學習如何求助

患者的這一特質還有一個缺點，就是不容易從錯誤中學習。父母和老師常發現患童好像哪裡被卡住了似的，無論如何碰壁，都不屈不撓的堅持一種做法，常被批評永遠學不會教訓。已有研究結果證實了這一點（Prior and Hoffmann 1990），一位家長說：「他一定要先用他的方法做一次，然後才求助。」這個孩子必須學會在不同的情況下向老師或同學求助。老話說：「有人分擔的話，問題就解決了一半。」在這裡很適用。

思考上缺乏彈性，也會影響患者在教室的行為。一位家長說：「一旦他決定該做什麼，一定堅持到底。」而且，「你不能說他不想聽到的話。」患者無法面對錯誤，遇到討論與爭執，也總是固執和憤怒。只要他的心架上某一條軌道，他就無法改變，即使這條路明顯錯誤，或哪兒也去不了。

就算學會做某樣事情，換個情境可能就不會了，他們無法辨認有些技巧可以適用於不同的地方。因此父母和老師不只要教他們方法和技巧，還要告訴他們什麼時候、在哪裡可以適用。有時候這些患童之所以受挫，不見得是與他互動的人的錯，而是情境一有改變，他以前會的也變成不會了。

閱讀、拼字和數字

有相當比例的患者在閱讀、拼字和數字方面有超強的能力。有些患者的認字能力超強（hyperlexia），但無法理解字裡行間的意思（Tirosh and Canby 1993）；然而有些患者無法閱讀。亞斯伯格醫師（1944）當時就有一些個案有閱讀障礙，或是無法拼字。有些患童自小就對數字著迷，很早就發展出算數的能力。如有一個個案才剛開始上學，就會算五乘六：

「我不喜歡算小的數目，我喜歡算千位數乘以千位數的。」他還有他獨特的算法，如6加6等於12，5加6比它少1，所以等於11。（p.75）

另一位患童海洛，他用的算法像是大人才會的：

【題目】34—12＝？，答案：34加2等於36，減12等於24，減2等於22。

患童說：「這樣我比誰算得都快。」

【題目】47—15＝？，答案：可以先加3，被減數也要加3；或者先減7再減8。（p.55）

理察已經十七歲了，他在自傳中談到自幼就對數字著迷（Bosch 1970）：

整件事從我們村裡一家麵包店牆上掛的月曆開始。那紅紅黑黑的數字激起了我的熱情，而那時我才三歲。我馬上發現那樣形狀的東西也會出現在每家的大門上面，還有書頁和報紙上。突然之間，我的小小世界充滿了數字，沒有其他。我的父母親很擔心，他們趁我睡覺時，把我收藏在枕頭底下的月曆偷偷拿走。我記得很清楚，那時我才三歲，就已對一到一百的數字有概念了，而我的父母親還沒準備好面對這件事。我知道什麼叫三歲，就是已經在這個世上一、二、三年，然後我就會算數了。四歲的時候，我很得意地告訴媽媽：「妳不用告訴我，我就知道四乘以二十五是多少，是一百，因為二個五十也是一百。」對於我發現了大人奧祕的數字世界，我想我媽媽真的很困擾，但就算她不能接受，我仍一路堅持下去。記得上學第二年，我就對百萬的數字有概念了。數字帶給我很大的樂趣。

患童這方面的興趣，可以讓他成為一位優秀的數學家。事實上，本書作者就認識幾位大學的數學教授，本身是亞斯伯格症的患者。

□檢視患者不同常人的因應方式

此症患者還有另一項有趣的特點：他們很可能不照傳統的方式來發展學術能力，甚至有一些很不一樣的補救策略，去補足一些基本的能力。他們思考和解決問題的方法，和一般人大不相同。老師要先檢視他們解決問題的每一個步驟，而不要一開始就先有價值判斷。他們很不一樣，所選擇的方法可能也很不一樣，因此不要只看他們行為的結果，要進一步去了解那結果是怎麼來的。

□避免批評和同情

如果仔細觀察這些孩子在教室中的表現，還會發現其他有趣的特質。他們很害怕失敗、批評和不完美。傑克這麼說（Dewey 1991）：

> 我幾近病態地對批評過敏，我怕別人對我不滿意。我怕一旦做錯事或說錯話，就會前功盡棄。好像一不小心就會發生意外一樣。（p.202）

有的孩子因為害怕失敗，因此不肯嘗試任何新的事物。老師要特別小心不要先批評，且多多鼓勵。就算孩子真的失敗了，也不要太快就給予同情，可以先表示本來那件事就不容易，並安靜地提供指導及幫助。如果患童因為怕被別人嘲笑而不願意舉手發問，老師可以私下和他約定好一些暗號，以便適時給予協助，例如把橡皮擦放在桌上的某個角落等，老師可以在不引起別人注意的情況下，自然地走近患童身邊幫忙。患童的另一個特點是要求完美，對自我的要求高於其他人對他的要求。他們尤其厭惡別人把他們當小孩子一樣地責備，如果把他們當作比實際年齡成熟許多的人來溝通，效果會比較好。

亞斯伯格症患者比較像獨行俠，不屬於任何團體的一份子，參與團體對他們而言是極大的壓力。有一位患者在學校參加一個回答問題的比賽，緊張到不能思考也不能言語，以至於明明會的問題也答錯了，他因此而挫折抓狂，不管同組的同學如何安慰都沒用。此症患者所從事的活動，最好也是不太需要團隊合作的項目，如高爾夫球、撞球、釣魚或舉重。

有些患者不但堅持完美，還一定要完成。凱蒂說：「每件事一定要如實做完，不能沒做完或不完美。」因此，當其他同學下課都到操場上去玩時，她們還留在教室裡繼續為完美而奮鬥。

亞斯伯格醫師（1991）提到：「他們總是覺得無法專注（p.76）。」臨床顯示注意力缺陷和亞斯伯格症可以同時發生在一個患者身上。然而，有時老師覺得患童有注意力的問題，是因為孩子上課時眼睛沒有看老師，但實際上孩子是有在聽課的，雖然沒有注視老師的身體語言，但他並不在做白日夢。當然也可能是因為對課程沒有興趣，患童完全沒有參與的動機。例如，患童若著迷於恐龍，只要和恐龍有關的課，就沒有不專注的問題出現。

最近的一個研究顯示，患者在小學階段成績都相當不錯，但是中學以後成績就開始滑落（Goldstein, Minshew and Siegal 1994），研究也顯示那是因為課程改變所需要的能力不同所導致。小學的課程著重操作、長期記憶，語言方面的指示也較簡單；到了中學階段，理解、概念、分析、團隊合作、解決問題的能力益顯重要，而青少年期的患者在這些方面的發展相對地較弱。

想像力

小孩子都會玩扮家家酒的遊戲，假裝自己是某個人，假裝在某個場景，用玩具當道具，模仿其穿著打扮，開派對或是玩官兵捉強盜。亞斯伯格症的患者在玩這類扮演遊戲時表現得很不尋常，通常總是獨自進行。例如，一個小患童在操場的一角獨自玩做麵包的遊戲，拔了草用石頭磨碎，從採收穀子、磨成麵粉到烤成麵包，一切一貫作業。別的孩子看到了要求加入，通常都會被怒斥。就算有的孩子得以被允許加入，也是只能被呼來喚去，而患童就像是獨裁的導演一樣，要求完全的掌控，包括所有對白和動作。這樣的獨角戲可能極有創意，也可能完全抄襲自別處。例如劇情是《仙履奇緣》，但講話的口氣和內容，完全是課堂上老師講故事的語氣。同樣的劇碼可能日復一日，不斷地重複上演。若是與別人一起玩，患童的角色常常是「物」而不是「人」，有時候患童不斷地左右搖晃，因為他的角色是「雨刷」，那是他的興趣。還有一個患童當茶壺，另一個小女生當塞住不通的馬桶。

年紀大一點的患者，因為不能了解外在的世界，也無法被人了解，於是開始自己想像一個世界。或許這就是某些孩子對恐龍如此著迷的原因。理察如此描述他的異想世界（Bosch 1970）：

> 我的異想世界叫作「理司坦」，那是一個平靜與和諧的世界，沒有一絲邪惡。那是世界在遙遠宇宙的某處，繞著太陽運轉。從小每當這個世界不美好，變得難以理解時，我就會退縮到我的異想世界去，那兒有壯觀的山丘和濤濤的奧林匹亞

河。從很小的時候開始，我就因為和同年齡的孩子不一樣，因此被嘲笑，甚至挨打。我不會保護自己，沒辦法舉起我的拳頭打回去。對別的孩子而言，上學是一件好玩的事，對我而言卻很痛苦。然而，我找到了一個真正的朋友以諾，他隨時都願意為我捲起袖子，只可惜他已回到他的出生地美國去了，那裡比較適合他。我對科學的熱愛，不只是一個普通孩子喜歡數字和算數而已，還有其他原因。從歷史和地理課當中，我學到有個地方叫法蘭克福和萊茵河。在地圖上順著萊茵河，經過山谷和海岸，跨越大海，我發現南北極，那裡沒有什麼人住。這讓我非常訝異，全心全意地注意地球的兩極。從那時候開始，我的腦中縈繞著永無休止的冬天，嚮往著一片沒有人煙的大地。九歲時，我又從書上讀到深不見底的海洋和億萬年前的生物型態。我開始問自己，在地球之外，還有什麼生物？我在爸爸學校的星座地圖上找到了答案，以及一些有關天文學的書籍，連我的父母親都質疑一個十歲的孩子是否適合讀那些書。我對天文物理特別有興趣，還有何時可以看到哪些星座也是我想知道的。我從《神祕的宇宙》（*The Mysterious Universe*）這本書學到許多，除了太空之旅還有原子的結構、雲河系和星雲。很快地，我又從天文物理的領域跳到了物理學。（pp.41-3）

□異想世界是避難所，也是享受樂趣之處

患者的內在世界可以是豐富而且有想像力的，是逃離現實世界的避風港，也是學術追求的起步。藍姆每天花數小時畫他的冒險漫畫英雄「超級小子」，這個小子推廣火箭、戰鬥魔鬼。有一位女性患者每天為電視節目《星艦迷航記》寫劇本，雖然她寫的東西從未送去給節目製作人，但對她適應真實世界、逃離現實確有助益。亞斯伯格醫生是首先注意到患者的異想世界，後續的研究者陸續證實了這一點（Ghaziuddin, Leininger and Tsai 1995; Tantam 1991）。但是父母親和老師要注意，患者會分不清真實世界和書中或者電視電影的虛構情節是不同的。有時把故事劇情當真，嚇壞了自己，或者花太多的時間在自己的異想世界中。如果真有這樣的情況發生，父母要注意患童是否有憂鬱的傾向，需要時應多鼓勵他們參與社會互動，或尋求專業的治療。

圖象式思考

最近有一項研究探討亞斯伯格症患者圖象式的思考。一群亞斯伯格症成年患者接受研究，受試時身上帶著一個呼叫器，會不定時的響起，受試者一聽到嗶嗶聲要馬上

「停下來」，記錄下當時的念頭。一般人此時所做的回報包括話語、心裡的感覺、身體的知覺和圖象；但是此症的成人患者所回報的都只有影像，似乎亞斯伯格症患者的思考都是影像式的。對葛蘭汀（Temple Grandin,1988）而言，這有許多的好處：

> 我腦中所想的都是圖象，一些跟空間有關的事情如畫圖，就變得很簡單了。我只花了六個月就學會速描。我設計過六個大型的家畜用鋼筋和水泥設施，但是要記住電話號碼或在心裡做加減運算就很困難，我必須要把它們寫出來。我一定要用視覺影像來記憶。如果是抽象的概念，我就用我的心把整頁文字照下來、背起來。旋律是我唯一可以不用視覺影像，就能記住的東西。我很難記住我所聽到的事情，除非是激起我極大情緒的事，否則我得把聽到的事轉換成影像。上課時我勤做筆記，否則我記不住我所聽到的。有關人際關係這樣抽象的概念，我是用笑臉來記的。例如，人和人之間的關係就像是玻璃電動門，必須慢慢地滑開，用踢的會破掉。學語言也是一樣，我得用「閱讀」的方式來學，把所有東西視覺化。（p.145）

葛蘭汀（Temple Grandin 1995）最近正在寫一本有關她圖象化思考的書，探討這樣的思考方式，對她人生的影響。

□鼓勵圖象視覺化，圖象式思考

這樣的思考方式的確有很大的優點，也可以在如下棋或打撞球時佔優勢。本世紀最偉大的科學家愛因斯坦，就是一個用圖象思考的人。他在學校語言課不及格，讀書都是用視覺化的方法，他所提出的相對論就和移動的車廂和光束的圖象有關，其家族史和個性，具有亞斯伯格症的特質（Grandin 1988）。另外，也有很多證據顯示哲學家路德維希．維根斯坦（Ludwig Wittgenstsein，奧地利哲學家，1889~1951）和音樂家巴爾托克（Bela Bartok，匈牙利古典音樂家）兩位非常有原創力的大師，也有很多亞斯伯格症的特質（Gillberg 1992; Wolf 1995）。當代人物比爾．蓋茲也有一些特質和亞斯伯格症有關（Grandin 1995; Ratey and Johnson 1997）。本書作者認識數位知名的教授，其中一位是諾貝爾獎得主，本身就是亞斯伯格症的患者。因此，患者的思考方式不同，原創力十足，雖然常因此被誤解，卻也不見得是缺點。亞斯伯格醫師（1979）本人對此症就抱持非常正面的態度，他寫道：

> 要在科學或藝術的領域有所成就，似乎必須要有一點自閉。因為得遠離每天日常生活的框架，以原創的精神重新思考，全力專一的投入，才可能走出一個新的境

界。（p.49）

看來，人類科學和藝術方面的許多成就，得歸功於亞斯伯格症的患者。

認知策略摘要

心智方面的理論

★角色演練和指示，學習理解別人的想法

★鼓勵患童在行動和說話前：「停—想—做」

記憶

★把對資訊和資料的記憶能力運用在考試和遊戲上

■彈性的思考

★練習思考各種替代方法

★學習如何求助，包括打暗號的方式

閱讀、拼字和數字

★ 檢視患童不同於常人的因應方式

★ 如果患童用的方法不同於常人，卻能殊途同歸，先接受並發展之

★ 避免批評和同情

想像力

★ 異想世界是避難所，也是享受樂趣之處

圖象式的思考

★ 鼓勵圖象視覺化，圖象式思考

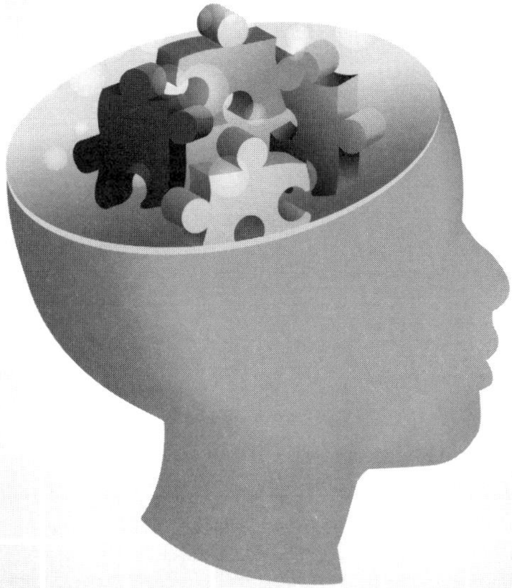

第7章

感官過度敏感

長期以來，醫界一直認為自閉症的患童對某些特殊的聲音和觸覺特別敏感（sensory sensitivity），但是對輕微的疼痛較沒有感覺。大約百分之四十的自閉兒在感官方面有異常的表現（Rimland 1990），目前有研究顯示亞斯伯格症患者亦有類似的情形（Garnett and Attwood 1995; Rimland 1990）。有研究顯示，因為感覺系統受到影響，患者對一般感官刺激的反應異於常人，不但會無法忍受某些情境，甚至因此造成焦慮或恐慌。還好隨著年齡的增長，有些患者過度敏感的現象會慢慢降低；但有些患者持續到成年都如此敏感。許多父母總是不解：這些感官刺激有那麼不可忍受嗎？同樣地，患者也不解為什麼別人沒有同樣的感受？患者通常對聲音、觸覺，或口味、光線、味道特別敏感；相對地，對於某些疼痛和溫度的接受程度，卻超過一般人。

聽覺方面的過度敏感

依據臨床經驗並參考患者自述，可以歸納出三類讓亞斯伯格症患者較難接受的聲音：第一類是突然、預期之外的噪音，如狗叫、電話鈴聲、咳嗽或敲筆桿的聲響，一位患者用「尖銳」形容這些聲音。第二類是高音頻、連續的聲音，如廚房、浴室的電器用品、整理花園用的機器的聲音等。第三類是多種混雜聲音的組合，如購物商場和社交場合的聲音。一般人並不覺得這些聲音特別刺耳，因此不太能體會患者的感覺；倘若能把這些聲音想像成指甲刮黑板的聲音，或許較能想像患者的感覺，有些人聽到那聲音是會打顫的。

下面摘錄一段葛蘭汀所描述的感受（Grandin 1988）：

> 突然其來的、大聲的噪音仍然會嚇到我，我的反應比別人強烈。我仍然討厭汽球，因為我永遠不知道它什麼時候會破掉，把我嚇得跳起來。持續高音頻的聲響，如吹風機、浴室通風機也讓我難受。低頻率的聲音就比較沒有關係。
>
> 我的母親、老師和家庭教師做了許多對我有益的事情幫助我，但是他們當中沒有一個人知道我在感官方面的困擾，否則一定可以更有效地減少我的不良行為和發脾氣的頻率。當我的家庭教師發現我怕噪音之後，會在我面前打破吹氣的紙袋，以處罰我的不良行為。那對我真是折磨。感官刺激不應該被當做處罰的方式，我對所有突如其來的大聲噪音都難以忍受。
>
> 噪音對我真是一大困擾。但在無法改變的情況下，我只能自我關閉、退縮，或者

把它當成一列火車駛過。為了避免經常遭受這種攻擊，我只好把這個世界關在外面，拒絕聽覺的刺激。當我在機場講電話的時候，我沒有辦法過濾背景紛雜的聲音，只留下電話那端傳來人講話的聲音；別人可以在吵雜的環境中講電話，但是我不行，雖然我的聽力正常。自孩提時期開始，生日派對的噪音就讓我無法忍受。

本書作者同意葛蘭汀的看法，認為不應該把感官上的刺激當做處罰的方式。懷特（White and White 1987）這麼說：

吸塵器、食物調理機和果汁機的聲音也會把我嚇到，對我而言那音量比實際上大五倍。（p.224）

巴士的引擎起動聲音就像打雷一樣，引擎的嗡嗡聲在我聽來被放大四倍之多。因此，坐巴士時，我都得用手摀著耳朵。（p.225）

下面這一段文字，也是描述聽覺過度敏感的情況（Jolliffe *et al.* 1992）：

下述這些聲音至今還是困擾著我，以至於我必須用手摀著耳朵，諸如：尖叫聲、嘈雜的地方、手滑過合成樹脂的聲音、氣球和飛機聲、建築物旁汽機車的聲音、

> 搥打和敲擊的聲音、海的聲音、使用電器用品、馬克筆畫在紙上的聲音等。但是我玩樂器，也喜愛某些型態的音樂，當我生氣或沮喪的時候，只有音樂能讓我的內在安靜下來。（p.15）

患者對這些聲音的敏感程度非比尋常。有一次作者的一個個案在準備離開診所時，忽然變得焦慮起來，卻說不上為什麼。作者知道患者的這項特質，因此到走廊上去查看有沒有什麼聲音，才發現是女生廁所有人在用烘手機。隔了那麼一段距離，那音量其實幾乎聽不到，但對患者而言卻似乎非常刺耳。

亞柏可以在幾分鐘前就預知火車即將通過，而他的父母要好幾分鐘之後才聽得到。他說：「爸爸和媽媽聽不到，但我就是聽得到，那聲音對我的耳朵和身體而言是很吵的。」（Cesaroni and Garber 1991, p.306）。另外一個孩子對巴士特別有興趣，根本還不見車子的蹤影，就已聽得出是哪一型的引擎。對他而言，那聲音之尖銳，簡直可以劃過半個城市，就如同在毫無任何跡象之時，就已預知暴風雨即將到來。這個患童也不願意在家裡的院子玩耍，因為蝴蝶拍動翅膀的「卡啦！卡啦！」聲讓他受不了。

更特別的是患者對聲音的敏感度起伏不定。有些聲音在某些日子裡無法忍受，有時又勉強可以接受。戴倫描述這樣的變化（White and White 1987）：

> 我的耳朵還會玩把戲，把音量開大、關小。別人講話的聲音，我有時幾乎聽不到，有時卻像在發射子彈。（p.224）

一般最常讓患者受不了的聲音是狗叫，因此和家人一起出門購物或散步，常令患者焦慮，因為很容易聽到狗叫。無眠的夜裡，遠處的狗吠聲也令患者難耐。有些成人的患者一輩子都在逃避小狗，或寫信給主管當局抱怨狗狗所製造的噪音。

□避開某些聲音

亞斯伯格症的患者該如何因應聽覺方面過度敏感的問題？有些患者學會了關閉自己的聽覺管道，就如同前面葛蘭汀所描述的一樣；有的學會一邊塗鴉、輕哼歌曲；有的將注意力轉移至一些其他特別的事情上。但是凱蒂說：「有些聲音就是沒辦法被關掉，真是悲慘。」有些聲音對老師或父母而言微不足道，卻是造成患童不專注、怪異或不當行為的原因。例如，一位患童無法忍受教室裡椅子刮在地板上的聲音，當每個椅腳被包上軟墊之後，她終於可以專心上課了。還有個方法就是讓患者口袋裡放著耳塞，當無法忍受的聽覺刺激出現時，隨時可以使用。

□聽音樂來阻斷某些聲音

還有個前文提到過的方法：「當我生氣和沮喪的時候，只有音樂能讓我的內在安靜下來。」（Jolliffe *et al.* 1992）。我們發覺帶著耳機聽音樂，對某些人而言，是阻斷尖銳噪音的方法，尤其是在嘈雜的超市或需要在吵鬧的教室讀書的時候。事實上，一天只要聽幾次音樂，就可以適度減少對聲音的異常反應（Bettison 1996）。有一種特殊的聽覺訓練（auditory training or auditory integration training），是由法國的蓋・柏瑞（Guy Berard）發展出來的，內容便是聽十小時特別製作的音樂（Berard 1993）。這種療法初期的評估結果不錯（Bettison 1996; Rimland and Edelson 1995），但是價格昂貴，一個療程就要上千英磅，而且仍是未經證實的療法。

如果能事先解釋那難以忍受的聲音來源，效果也不錯。葛瑞的社會性故事法也可加以變化，運用在聽覺過度敏感的困擾上。例如，講個故事解釋公共場合廁所烘手機的機器特性及用途，強調只需要一段時間，它會自動關閉。

父母和老師如果了解患童在聽覺方面的特殊與敏感，也知道什麼聲音對患者而言特別難耐，便可以幫忙避免，如減少突發的大聲噪音，和降低背景的大聲說話聲。

觸覺方面的過度敏感

患者也可能對某種觸覺刺激特別敏感，或者身體的某個部位特別敏感。葛蘭汀（1984）這樣描述她年幼時觸覺方面的敏銳程度：

> 從嬰兒期，我就拒絕被觸碰。我還記得大一點以後，只要親友一抱我，我就變得僵硬，縮著身體想抽身。（p.155）

> 兒童期，我不喜歡手或腳碰到別人的感覺，因此我穿睡衣，不穿睡袍。（p.156）從小我就喜歡擁抱的感覺，但真的被抱了，又害怕失控，像是會被捲入吸走似的。（p.151）

對葛蘭汀而言，有些社交場合禮貌性的打招呼或握手，只要是會碰到身體的，都太強烈了。因此，有時患者之所以逃避社會互動，是因為害怕身體上的觸碰，並非真的不想與人互動。

□習慣材質的衣服可多買幾件

患者身體上特別敏感的部位包括頭皮、上臂和手掌。在美容院洗頭或梳頭，都可能讓患者驚恐。患童還可能討厭某些質感的東西，如黏土或某些材質的衣服。葛蘭汀解釋（1988）：

> 有些事件或不當行為之所以發生，純粹是因為觸覺方面的困擾。星期天我常會在教堂尖叫，因為星期天我穿的衣服感覺很不一樣；冬天外出時穿的裙子會讓我的腳不舒服；小外套的布料會讓我發瘋。對一般人而言，這種材質觸感和其他沒什麼太大的差別，對我而言卻像是砂紙磨著皮膚一樣，損壞的神經系統讓有些刺激被不當的放大。其實只要星期天穿的衣服都和平常一樣，問題就解決了。長大成人之後，只要換穿一種內衣，我就極端的不舒服，大部分的人很快的就能適應各種衣服，但我通常要花好幾個小時。如今，不論是我的日常便服或是所謂的「好衣服」，都是同樣的材質。（pp4-5）
>
> 我無法忍受肌膚接觸，於是我穿長褲，以減少可能有的刺激。（p.13）

有些患童因而堅持只穿某些衣服，因此要注意洗滌和衣服的耐穿性。一旦患童習慣某些材質之後，有些父母會一次買好幾件同一款的衣服，甚至尺寸大幾號的也先預留，以因應反覆的洗滌和孩子不斷地長大。

□感覺統合的訓練或許有幫助

幸好職能治療的領域，已發展出一套感覺統合的療法，以減輕這方面的困擾，也就是所謂觸覺防禦的問題（tactile defensiveness）。這種療法包括按摩、輕刷或震動過度敏感的部位，有時給予深度的壓力或前庭的刺激（vestibular stimulation），如旋轉和搖晃的動作也有幫助。葛蘭汀（1988）發現按摩或擠壓（deep pressure or squeezing）很有療效：

> 被擁抱的時候，我會變得僵硬而且想要抽身，但是我好喜歡磨擦背部。磨擦對我有安定的效果。（p.4）
>
> 我喜歡深度壓力的刺激。我喜歡躺在沙發座墊底下，然後讓妹妹坐在上面。擠壓讓我覺得平靜和放鬆。（p.4）
>
> 從小我就喜歡爬進一個小小的、溫暖的空間，那讓我覺得安穩、放鬆和安全。（p.4）

她設計了一個擠壓機（squeeze machine），幾乎可以包住整個身體，機器內襯泡棉，可以穩定的施加壓力。她發現壓力穩定的擠壓可以讓她有安撫和放鬆的效果，並可以漸漸地減輕觸覺方面的過度敏感。

對食物口感和味道方面的過度敏感

有些父母表示患童在嬰幼兒期對食物就很挑剔。以下是尚恩對食物的看法（Barron and Barron 1992）：

食物對我可是大問題。我喜歡吃口味溫和又簡單的食物，最喜歡的是穀物脆片（cereal，喜瑞爾），而且是不加牛奶直接乾吃。我還喜歡麵包、鬆餅、棉花糖、義大利麵、馬鈴薯和牛奶。這些都是我從小就吃的東西，吃起來有種安全和舒服的感覺。我不想嘗試任何新的食物。

我對食物的口感超級敏感。在我把食物放進嘴裡之前，一定要先用手摸摸看它的感覺。我最討厭東西混在一起，例如蔬菜和麵攪和在一起、麵包有內餡或三明治

等。那樣的食物絕對不能放進嘴裡，否則我會生大病。（p.96）

還好大部分的亞斯伯格症患童，就算有上述的問題，長大後也會慢慢痊癒。重要的是不要強迫餵食，也不要因此讓他挨餓當處罰，因為患童挑食不見得單純是叛逆行為。然而，父母親還是要注意孩子的營養是否足夠且均衡，必要時可以請教飲食專家，找出患童能夠接受、又足夠營養的食物。漸漸地，患童對食物過度敏感的現象會消退，但是害怕某些食物的情形不會完全消除，因此在嘗試新的食物的時候，可以讓患童先用舔的試試看，不一定要讓他咀嚼或吞下。嘗試新食物的時機，最好選在他很放鬆或心有旁鶩的時候。然而，仍有些成年患者終其一生都只吃某幾種固定的食物，並且一定要以固定的烹調方式調理。

視覺方面的過度敏感

自閉症和亞斯伯格症的患者還有一個較奇特的地方：他們對光線、顏色或扭曲的視覺影像特別敏感。有些患童及成人的患者表示有些光線把他們都要「照瞎了」，或者他們常會躲避光亮。戴倫就說：「豔陽高照的日子讓我的視線變得模糊。」果真如此，父母和老師可以幫助患童避免強光，如不坐在車上大太陽會曬進來的那一邊，或教室座位不要在太強的燈光下，並考慮使用太陽眼鏡、遮陽板、電腦濾光鏡等。筆者認識一些成年患者戴一種特殊鏡片（Irlen lenses）的眼鏡，據說對降低視覺方面的過度敏感有所助益。

患者對顏色的強烈感覺，可以由他們的畫作看出端倪。也有個案因在用色上與眾不同，還以此賺錢維生。

戴倫這樣描述他在視覺方面的扭曲（White and White 1987）：

> 我討厭小小的店，因為在視覺方面的扭曲，我會把它看得更小。（P.224）

因此，患者會害怕某些視覺的經驗，甚至因而產生焦慮（Jolliffe *et al.* 1992）：

> 可能是因為我看到的東西總是扭曲變形，所以我很害怕看到某些東西：人（尤其是人的臉）、強光、人群、突然快速移動的物體、不熟悉的機器和建築物、不熟悉的地方、我自己的影子、黑暗、橋、河流、水道、溪流和大海。（p.15）

像這樣的困擾，不知是否有法可解，或許可以試試上述某些降低聽覺過度敏感的策略。目前，除了避免這些對患者而言過度的刺激之外，好像無計可施。

嗅覺方面的過度敏感

有些亞斯伯格症的患者表示，他們無法忍受某些味道。有時改換香水或家用清潔劑的品牌，對患者而言可能都是過度的刺激，應加以注意。

對疼痛和溫度方面的敏感度

有些患者非常能忍受一般人受不了的疼痛，他們面無懼色，毫不覺得困擾，皮膚裂傷無所謂，很熱的飲料照樣喝下去。夏天穿冬衣，冬天穿夏衣，好像體內的溫度計壞掉了似的。

因為對疼痛不敏感、不知躲避危險，因此他們大小傷不斷，常進出醫院。醫務人員常為患童的大膽感到訝異，甚至不解家長怎會如此疏忽。其實父母最大的擔心，是如何看出孩子身上的慢性疼通，以及早就醫。許多疾病如耳朵發炎可能因為延誤就醫而加重病情；孩子可能有牙痛或經痛，卻從來隻字不提。曾有一位母親覺得孩子怪怪的，情況已經持續好幾天，但該患童又沒有表達有任何地方疼痛，最後只好帶他去看醫生，最後檢查出來是睪丸受傷，必須切除。

如果患童對疼痛的感覺很遲鈍，父母親除了要多費心觀察可能不舒服的徵兆之外，還可用本書第二章提到的自我表白的練習，幫助患童表達疼痛的感覺，並讓患童了解這件事的重要性。

感覺相連症

感覺相連症（Synaesthesia）是一種很少發的情況，但發作對象不僅限於亞斯伯格症患者。感覺相連症是指一種知覺可以以另一種知覺型態表達出來。最常發生的現象是一看到某個顏色，就會聽到某種聲音，有時這現象被稱為「顏色聽覺」（coloured hearing）。有幾位患者提到自己有過這樣的經驗，以下是吉姆（Cesaroni and Garber 1991）的自述：

> 有時候不同的感官會混在一起，顏色可以用聽的。有時我感覺到什麼，卻不知刺激是從哪一個感官管道而來。（p.305）

吉姆說有些模糊的顏色、形狀、觸覺、動作、香味和味道會伴隨著某種聲音出現，他也發現聲音會干擾其他的感官知覺。因此，有時他必須關掉廚房的某些電器用品，才能嚐到東西的味道。這樣的感官經驗一定讓人相當困惑，而有關這方面的研究也才剛開始（Harrison and Baron-Cohen 1995）。

感官過度敏感策略摘要

聽覺方面的過度敏感

★ 避開某些聲音
★ 聽音樂阻斷某些聲音
★ 感覺統合的訓練或許有幫助
★ 減少背景的雜音，尤其是幾個人同時一起說話時

★ 考慮使用耳塞

觸覺方面的過度敏感

★ 患童可以接受的材質的衣服，可以多買幾件

★ 感覺統合的訓練或許有幫助

★ 按摩或震動也許可以降低過度敏感的程度

對食物口感和味道方面的過度敏感

★ 避免強迫餵食或以饑餓做為處罰

★ 允許用舔的來嘗試新的食物，不一定要咀嚼或吞下

★ 在患童覺得放鬆和不是太緊張專注的時候，嘗試新的食物

視覺方面的過度敏感

★ 避免太強的光線

★ 利用遮陽板或太陽眼鏡

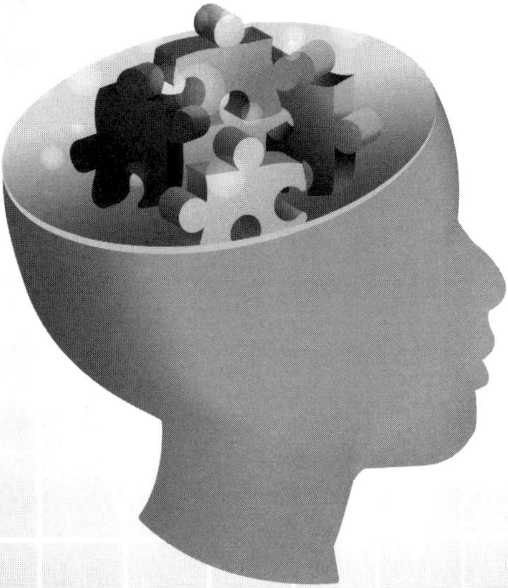

第8章

常見的疑問與解答

本書的最後一章，集結了有關亞斯伯格症最常被問到的問題，諸如此症的成因、如何預防焦慮和憂鬱、有哪些可以求助的資源和未來前景等等。但因此症到一九八〇年代中期才開始得到關注與持續的研究，因此我們對它仍所知有限。然而，我們的確已累積一些知識，可以澄清部分誤解；針對某些問題，也有能力提出相應的建議。也許，父母親想問的第一個問題是：「此症的成因為何？」

1. 亞斯柏格症來自遺傳嗎？

亞斯伯格醫師（1944）最初在患童的父母親身上見到此症的影子（尤其是父親），因此認為此症可能和遺傳有關。後續的研究的確證實了這一點。患者的家族出現類似特徵的機率明顯地比較高，尤其是在一等親和二等親當中（Le Couteur *et al.* 1996; Bolton *et al.* 1994; Piven *et al.* 1997）。有些患者的家族確有其他此症或自閉症的患者（Gillberg 1989; Gillberg, Gillberg and Staffenburg 1992）。有的家中一個孩子是自閉兒，兄弟姊妹中另有一位也是亞斯伯格症的患者。有的一個家庭就有好幾位患者，或每一代都有人罹患此症。

如果父母親或家族中有長輩也是此症的患者，對於教養年輕的患者會很有幫助，因為自己就是這樣走過來的，不但同理可推，還可以提供親身體驗過有用的方法和策略。至少每當患童感到孤單或不被了解時，家中有人了解他的感受。

只是，有的父母親不能接受亞斯伯格症，表達同理就好像承認自己也有問題似的，因而阻斷了患童被了解和得到幫助的管道。因此，一旦知道近親或父母也是此症的患者，要把它當成是一種有助於患童的情況，而不是家族的恥辱。事實上，亞斯伯格症的確有許多正面的特質。

雖然目前相關的基因研究仍有待發展，但我們已知和此症與哪幾條染色體可能有關。通常這種情形發生在X染色體（Anneren *et al.* 1995; Gillberg 1989）和第二對染色體（Saliba and Griffiths 1990）有一段較為脆弱，或是某個染色體上有異常、位移的情形（Anneren *et al.* 1995; Gillberg 1989）。尤其常見的遺傳性疾病X染色體易脆症（Fragile X syndrome），與亞斯伯格症的發生密切相關。隨著遺傳學相關研究的發展，相信我們很快將能預估個別家庭發生此症的機率。

2. 此症可能是因爲懷孕或生產過程所造成的嗎？

羅娜・吳引（1981）的報告中曾提出她的個案中，有一半曾在懷孕前、中或後期出狀況，因而可能導致胎兒腦部受傷。的確有研究證實亞斯伯格症與妊娠毒血症（Toxaemia）的關係（Gillberg 1989），但是大部分的個案在懷孕期都沒有特殊狀況（Rickarby, Corrithers and Mitchell 1991）。然而，患童出生時產程不順的比率確實偏高，雖然沒有單一的因素被凸顯出來，但在產程後期出狀況和早產的比例相當高（Ghaziuddin, Shakal and Tsai 1995; Rickarby *et al.* 1991）。也有相當高比例的患者在胎兒時期的體重過輕，或者母親為高齡產婦（三十歲以上，Ghaziuddin *et al.* 1995; Gillberg 1989）。有研究探討一個三胞胎都是亞斯伯格症患者的個案，結果顯示產程前、中或後期問題所造成的腦傷，可能是造成或至少影響其行為表現的重要因素之一（Burgoine and Wing 1983）。總括來看，懷孕、生產和嬰兒期的腦傷，可能是造成此症的成因之一。

目前醫界已知自閉症的原因與以下三個因素相關：遺傳、不利的生產過程、懷孕及嬰兒期腦部的感染。另一個與此症有關、有待研究的因素，則是生產前後特別的病毒或細菌感染。

3. 是否腦部某個區域的功能有問題？

許多腦部攝影和腦神經心理方面的檢查結果顯示，患者的腦葉和前額葉區域功能不良。最近的檢驗技術更精確地發現腦部額葉內側（medial frontal region），以及勃羅曼氏八區（Brodmann's area 8）若在兒時受傷，會產生亞斯伯格症患者的行為（Mckelvey *et al.* 1995; Fletcher *et al.* 1995; Happe *et al.* 1996; Prior and Hoffman 1990; Rumsey and Jamburger 1988; Volkmar *et al.* 1996）。本書作者就有幾位個案是先天腦部有問題的患者。也有一些研究顯示，亞斯伯格症患者的右腦半球皮質功能不良（right hemisphere cortical dysfunction），情況與非語言型學習障礙的問題（Non-verbal Learning Disabilities, NDL）相似（Ellis *et al.* 1994; Mckelvey *et al.* 1995）。因此，確有科學研究證實此症患者腦部某些區域的功能異常。

4. 此症是否因父母親的教養方式所導致？

有些看法認為亞斯伯格症是因為被父母不當的教養、虐待或疏忽所致。做父母親的一開始可能認為是自己教養不當的問題，最後終於了解其實是孩子本身有問題，不是父母親的問題。然而，周遭的親友可能都還是認為是父母親的錯。

家中有一個亞斯伯格症的孩子，不但影響全家的社交生活、談話內容，連氣氛都會變得不一樣。因為孩子的行為奇怪，常需要不斷地向人解釋或道歉，因此逐漸減少人際互動。而且，家人對話的內容不但被患童獨佔，還過度正式或老學究式，患童又不斷地打斷別人、問問題。全家人的生活為了遷就患童，一定要按照既有的模式，很難有所改變。最後，好像全家都被傳染了亞斯伯格症。有人這樣幽默的說：父母從孩子那裡遺傳到了瘋狂。

長此以往，因為缺乏真正有效以及沒有批判性的支持，父母親的情況可能每況愈下，甚至被一些機構誤以為患童長期在家遭受情緒虐待（Perkins and Wolkind 1991）。父母親因此逃避與社福機構的接觸，因為他們在那裡得不到同情和支持。亞斯伯格症絕非導因於缺乏愛、被忽略或情緒創傷，研究顯示此症是因為腦部結構、系統的問題所導致的發展性的障礙，而這些問題可能來自於染色體的異常，或胎兒期及剛出生幾個月所發生的腦傷所造成。

5. 亞斯伯格症是否可能與其他疾病同時發生？

簡單的回答是：有可能。在腦性麻痺（cerebral palsy）、神經纖維瘤（neurofibromatosis）和結節性腦硬化（tuberous sclerosis）的患者身上，都曾發現亞斯伯格症的特質（Ehlers and Gillberg 1993; Gillberg 1989; Szatmari *et al.* 1989），另外還有妥

瑞式症候群。或許我們會不斷地發現有些疾症和亞斯伯格症有關，通常另外那個疾症的症狀較明顯，導致家長可能將焦點放在另外那個疾症上，先處理相關的問題。因此在診斷的時候，最好能做較完整的檢查。最近就有一個個案是先被診斷為此症的患者，之後被發現也有患有結節性腦硬化症（Rickarby *et al.* 1991）。

6. 所謂的症候群和個性、特別能力有什麼不一樣？

談到兒童的個性和特質，其實範圍很廣。許多孩子天生害羞、不太善於言詞、興趣嗜好很特別，或者手腳不是很靈活，當然也有孩子真的過度害羞了（Asendorpf 1993）。然而，亞斯伯格症候群的症狀在本質上是不一樣的，它的表現超越了正常的程度，也有明顯的症狀。無可避免地，我們也會遇到處於「灰色地帶」的個案，很難用現有的診斷標準進行明確地判斷，有些患者有亞斯伯格症的影子，但只能說是疑似的例子。針對這種處在邊緣地帶的孩子，可以將前述的策略加以調整、應用，不但孩子仍能受益，而且改善速度相當快。

7. 此症可能是因為語言方面的障礙衍生出來的嗎？

如果一個幼童因為聽不懂別人說什麼，也不能像一般的孩子一樣說話，因此而逃避與人的互動，這是可以理解的，因為語言是人際互動很重要的一環。這種情況表面上看來好像是亞斯伯格症，但是深入探究之後可以了解，此症患者之所以產生與人互動的問題，原因不只是害羞和退縮而已，還有心思沉溺於某種特殊癖好，以及強烈需要執著於某種生活儀式。相較之下，語言有障礙的孩子，只要增強其動機、語言能力和自信心，其人際間的互動就會增加。

亞斯伯格症被認為是自閉症的延續（autistic continuum），原因是此症患者有一種特殊的學習障礙，和語言有關——「語意語用學習障礙」（SPLD, Semantic Pragmatic Language Disorder）和此症是有交集的，在語言方面有相同的表現，可以視為此症的輕微表現型（Bishop 1989; Brook and Bowler 1992; Shields *et al.* 1996）。兩個疾症共有的特質有：仿說（echolalia，重複別人的話）、很難接續輪流與別人對談、奇怪的節律、很難理解別人的觀點、文法特好、選詞用字奇特、強烈反覆的興趣和怪異的社會互動方式等。

比起典型的亞斯伯格症患童，SPLD孩子的問題集中在語言互動方面，較無其他認知、社會、動作和感官知覺方面的問題。雖然年幼時他們看來很像亞斯伯格症的患童，但隨著年齡增長，其語言方面的障礙會越來越明顯，同樣需要專業語言治療師的幫助。

8. 此症可能與注意力缺陷過動症同時發生嗎？

亞斯伯格症和注意力缺陷是兩個不同的疾症，卻可能同時發生在一個孩子身上。至於兩個疾症有何不同？亞斯伯格症的核心問題是在感情和社會行為方面；而注意力缺陷過動症的患童（以下簡稱為過動兒）是無法建設性地和別人玩及合作，他們的行為是干擾的、不經思考的，甚至有破壞性的，可以搞得天下大亂，以至於別人不想和他們玩。除此之外，過動兒的興趣可以是多方面的，在語言方面沒有與常人不同；而亞斯伯格症的患童在語言和興趣方面有顯著的不同，如本書前面所描述的。一個患童若同時有這兩種疾症，對規律性和可預期的情境反應較好，同時也常有動作協調或對感官刺激過度敏感的問題。

另一個觀察的重點是專注力，有注意力缺陷的患童持續專注的時間顯然較短，即使隨著動機、情境和活動的不同，其專注的情形會有不同，但一般而言，其持續專注的時間不長。但亞斯伯格症的患童在社會性互動方面，可能持續專注的能力不長，但碰到有興趣的話題可就非常專注了。對亞斯伯格症的患者而言，重點不在持續專注的能力，而是有沒有動機。

談到衝動的特質，亞斯伯格症患者比較沒有這方面的問題。過動兒較沒有組織條理、沒辦法開始做一件事、一件事未做完又去做另一件事、丟三忘四；而亞斯伯格症的患者雖然解決問題的方法很特別，又較沒有彈性，但一般而言比較有邏輯性，堅持完成想要做的事，對資訊的記憶力很好，在某些方面擁有超強的組織能力。

吉爾柏格等人曾在瑞典研究一群有專注力、動作協調、知覺問題的孩子（DAMP Syndrome），發現這個族群當中也摻雜有亞斯柏格症的孩子（Gillberg 1983）。最近也有研究顯示，六個亞斯伯格症患童之中，就有一位是過動兒（Eisenmajer *et al.* 1996）。雖然這是兩種不同的疾症，但可能同時發生在一個孩子身上，也都需要專業的治療。

9. 亞斯伯格症是精神分裂症的一種嗎？

漢斯・亞斯伯格醫師最初提出此症的名稱為「自閉式精神病」（Autistic

Psychopathy），其中有的患者出現精神分裂症（Schizophrenia）的症狀。但那是在五十年前，人們對精神分裂症所知極為有限，而其患者在語言和思考方面的貧乏、無能表達情感和亞斯伯格有些類似（Frith 1991）。然而亞斯伯格症的患者出現精神分裂症的機率只比一般人稍高一些。事實上，亞斯伯格醫師觀察的兩百位患者中，只有一位也是精神分裂症的患者（Wolff 1995）。最近的研究顯示，此症患者至多只有百分之五的比例，會出現精神分裂症的症狀（Tantam 1991; Wolff 1995）。

本書作者曾接觸過由精神科轉介來的住院病患，他是一位非典型精神分裂症的患者（atypical schizophrenia），經過更深入的檢查，發現的確是有亞斯伯格症的症狀。

至於兩個疾症之間如何區別？

如果一個亞斯伯格症成人患者在能力上開始退化、社會互動方面更加退縮、不注意個人衛生、更加沉迷於特殊癖好，也就是亞斯伯格症較為嚴重的階段，可能被解釋為精神分裂症的徵兆。雖然這兩個疾症有所不同，但還是有可能被誤診。

亞斯伯格症患者主要的壓力來自社會互動，久而久之會帶來焦慮和沮喪。精神分裂患者的壓力來源較廣，並會有幻覺（hallucinations）或妄想（delusions）產生。

談到精神分裂症幻聽（auditory hallucinations）的問題，當精神科醫師問亞斯柏格症患童：「你有聽到什麼聲音嗎？」患童會回答：「有。」他們之所以這樣回答，是因為從表面解釋精神科醫師的問題，不了解這問題的真正意思。當醫師再問：「你有沒有聽到什麼人在講話，但是卻沒有人在身邊？」亞斯伯格症患者還是可能回答：「有。」原來患者指的是有時會聽到別人在隔壁房間講話。

亞斯伯格症患者的問題是無法了解別人的想法，因此容易被人誤認為有惡意，一個意外可能變成了故意針對某個人而來的，而招致對方的毀謗。久而久之，患者變得多疑，甚至好像很偏執。這問題是起因於無法知道別人的心思，和精神分裂症的幻覺以及無法分辨真實與幻覺是不同的。

亞斯伯格症患者在語言表現的特殊性，也會讓他們看起來有點像精神分裂症。亞斯伯格症患者獨自一個人在廁所、浴室時，可能會喃喃自語，其實那是在複述白天和別人的談話；他也可能常用第三人稱代名詞「他」或「她」來說話，其實指的是自己，也就是「我」。這一點就讓他們的自言自語聽起來更奇怪了，尤其如果其自言自語還帶著情緒。除此之外，亞斯伯格症患者通常在情緒方面成熟得較晚，甚至都已是青少年或成年人了，還相信一些孩子氣、不真實的事，對事件的詮釋也可能還有魔法和想像的成分，分不清虛構的小說和事實。這一點常讓臨床工作者覺得困惑，若是對亞斯伯格症不夠了解，很可能就將之視為精神分裂症的妄想。

經由以上的陳述，可以看出誤診是如何發生的。我們發現相當比例的亞斯伯格症的患者被當作慢性精神病患，尤其是精神分裂症，患者會拒絕治療（Ryan 1992）。當初精神分裂症的診斷或許是個誤診，但在個案及其家庭需要幫助的時候，精神病院及服務是他們唯一能求助的地方，只是其所提供的治療不是鎮定就是住院，並非理解或改善其社會行為的能力。

最後，臨床經驗顯示有些亞斯伯格症的患者的確出現精神分裂症的徵狀，但通常是短暫的，而且是出現在如考試等極大的壓力之下。父母親如果發現患者真的出現幻覺或是妄想的情形，最好求助於對亞斯伯格症也有經驗的精神科醫師。

10. 高功能自閉症與亞斯伯格症有什麼差別？

根據肯納的定義，就社會互動、語言和長期發展來看，亞斯伯格症和自閉症是不一樣的（Szatmari *et al.* 1995）。但是亞斯伯格症和高功能自閉症有什麼差別？

許多年前醫界就有實例，有些早期被診斷為典型自閉症的患童，長大後漸漸可以使用複雜的語句，也發展出基本的社會技巧，以及正常的學習能力。這個族群的孩子被稱作高功能自閉兒（High Functioning Autism, HFA），這個名稱在美國尤其流行。本書作者注意到許多高功能自閉兒都在很小的時候就被診斷為自閉兒，若不是自幼即有典型自閉的症狀，很少被列入這個族群。

亞斯伯格症患童和高功能自閉兒有不同的特質嗎？有許多的研究嘗試在兩者之間畫上清楚的界線（Eisenmajer *et al.* 1996; Kerbeshian, Burd and Fisher 1990; Manjiviona and Prior 1995; Ozonoff, Rogers and Pennington 1991; Szatmari, Burtolucci and Bremner 1989）。到目前為止，還沒有研究結果顯示出有意義的不同，兩者的相同之處多於相異之處。

在英語系國家，高功能自閉症這個名稱行之有年，也是很常使用在亞斯伯格症患者身上的一個診斷名稱。其中一個很重要的原因，是相關的政府單位和提供服務的機構，缺乏亞斯伯格症的知識和專業。有些單位可以提供經費給自閉症的患者，但亞斯伯格症並不符合請領補助的資格，導致臨床工作者不願意使用亞斯伯格症的診斷名稱，以免阻斷患者得到服務或幫助的機會。其他的原因還包括臨床工作者的專業訓練，和某些人保守的作法，因此會有某個個案在某一地區被診斷為高功能自閉兒，在另一個地區卻被診斷為亞斯伯格症患者的情形出現。

也有些個案的確處於灰色地帶、介於兩者之間，很難診斷。亞斯伯格症和高功能自閉症之間的界線遲早會被劃分出來，但是現階段務實的作法，仍是使用可以得到服務和資源的診斷名稱。

11. 亞斯伯格症的女性患者有不同的行爲表現嗎？

亞斯伯格症男女患者的比例大約是十比一（Gillberg 1989），但是流行病學的統計數字是四比一（Ehlers and Gillberg 1993）。這個數字和自閉症的男女比例差不多。但是，女性患者較少的原因何在？

目前仍沒有任何研究以不同性別患者的表現為題目進行研究，但作者曾注意到男性患者在社會技巧方面的缺陷較明顯，且各種能力表現的差異相當大，也較容易出現干擾和攻擊行為，尤其是在受挫和有壓力的時候。父母親和老師就是因為孩子出現上述的行為，而就教於專業人員的。相反地，女性患者在社會技巧方面的問題較不嚴重，其症狀也較平均分布於各項表現上。本書作者注意到女性患者雖然模仿別人的社會行為比一般人遲鈍，但還是可以跟著別人做，雖然那些社會行為不是自發和即時的，但是她們較會觀察，然後依樣畫葫蘆。有一個自閉症性別研究顯示，這種差異也顯現在自閉症患者身上（McLennan, Lord and Schopler 1993）。

此症的女性患者看起來讓人覺得好像只是不成熟，而不是怪異。她們的特殊癖好也不像男生這麼明顯和強烈，在教室也不太會干擾別人，因此也就隱而未現，在社交上被孤立，並沉醉在她們自己的異想世界裡。雖然女生比較不容易被診斷發現，但是也因此而默默承受更多的痛苦。

女性患者在交友方面可能會出現問題。小的時候，女生們的友誼是建立在一起用想像力玩玩具和遊戲，但青少年時期交友的主要方式是談話，談經驗、談關係、談感情。此症的青少女患者雖進入了青春期，卻還想要像小學時候一樣玩，朋友因為不再有共同的興趣，因此漸漸的疏遠了。除此之外，患者還要開始面對男女關係的題目，跟朋友聊天是沒有問題，但話題一觸及到愛情、浪漫、身體的親密，患者就覺得困擾和討厭了。

為了在社交圈被人接受，有些青少女患者用「刻意戴上面具」來形容自己。在學校別人看到的她是面帶微笑的，但面具之後其實是焦慮、害怕和自我懷疑。為了渴望被接納而取悅別人，患者因而深藏自己內心的感覺。

本書作者觀察到此症的女性患者在小學階段顯現典型的症狀，但在成長之後，就漸漸地不符合診斷標準了。本書作者以臨床經驗推測，女性患者的預後較男性好，因為女性在社會化方面適應力較好。這一點從凡妮莎・里歌（Venessa Regal）的詩可以看出來：

熨平皺紋

生活曾經一團混亂。
就像一盤棋子，不見了幾個；
就像只有一半的衣服紙樣；
就像說「不」，其實是「好」；
就像想要更多，卻得到更少；
但我正慢慢地理出頭緒。

人生是一條糾纏的線。
就像你說你的，我聽我的；
就像覺得生病了，卻要說沒事。
就像點的是牛奶，卻端上一杯酒。
就像看到一棵樹，卻說是藤蔓。

但我正慢慢地把線拉直。

日子現在清楚多了。
結一個個地解開，
希望近了，
知道前路仍然難行，
但我沒有懼怕。
十四年了，結解開了。

（凡妮莎・里歌）

有的患者形容最後剩下的感覺是：覺得和別人不一樣。從表面看來她們和別人的互動很正常、很自然，但她們自己覺得那是機械化、非直覺的反應，她們還是不懂別人如何分享親密，又如何可以不花心思維持友誼。

12. 如何幫助患者減輕焦慮？

本書前段已解釋為何此症的患者會覺得焦慮。任何的社會互動，要如何開始、持續和結束一段談話，都會引起患者的焦慮。學校就是一個社會，患者隨時都可能出錯；任何日常例行規律的改變，都會帶來緊張；有些感官經驗更讓患者受不了。這一切都讓患者感到焦慮。有些患者的焦慮起起伏伏，嚴重的時候覺得恐慌，好一點的時候平靜些。處理了一個問題，又有另一個問題，好像患者天生就是會焦慮，從不缺理由，從一個焦慮的浪頭，捲到另一個浪頭。患者自己的因應方法是專注在特殊的興趣上，焦慮越深就著迷越深，也越鑽牛角尖，越堅持例行的程序。換句話說，患者越焦慮，就越亞斯伯格；越放鬆，就越不亞斯柏格。

焦慮的程度如果輕微，一般減壓的方法就可以奏效。留意患童焦慮程度增加的跡象，如搖晃身體、想法頑固等外表可以觀察到的行為。有時一些未發生、還不確定的事件也可能引發焦慮，如生日派對或學校考試。當孩子的內在感覺和外在行為都顯示焦慮的時候，家長可以幫助他們從事以下的活動：做一些放鬆的活動、轉移注意力、從事覺得有成就感的事、從事運動消耗體內焦慮和緊張的能量。

當焦慮的程度不算嚴重的時候，上述的方法都是不錯的選擇。放鬆的方法如聽輕音樂（不要聽重金屬搖滾樂）、一個可以避開社會互動且不被人打擾的地方、深呼吸、正面思考和自我暗示等。專注於特殊嗜好是轉移注意力和放輕鬆的好方法。如果孩子對電腦或某些學校科目覺得較拿手或較有成就感，那也是不錯的選擇。另外，如打掃整理、恢復次序感也不錯。

當患者的焦慮和不安持續增加，要鼓勵患者多做運動。盪鞦韆、跳彈簧床、騎腳踏車或遠足，對年紀小一點的患童都很適合。若已屆青春期，可以分派他幫忙家事或整理花園，再者，跳床的運動其實適合所有年齡層。一位亞斯伯格症的女性成年患者提到，在一整天的工作之後，她是如何的緊繃。談到跳床的運動，她說她很想要這麼做，但是不敢，怕鄰居認為她不是瘋了就是行為怪異。她決定做一個比較傳統的人。因此，我們建議她告訴別人那是為了保持身材和健康，是醫生建議的。經過這樣的討論「處方」，她總算可以去做一些很喜愛也有治療效果的事了。

對亞斯伯格症的患者而言，壓力最大的事就是人際互動。如果在校和人的互動帶來太多的壓力，可以考慮調整白天學校的活動，或者縮短在教室的時間。許多孩子非常喜歡學校非結構性的下課或休息時段，但那對此症的患童卻是極大的壓力來源。他們得面對如何和別人玩及其所帶來的焦慮，因此影響下堂課的學習能力和忍受度。一個可行的做法是在上半段的下課休息時間讓患童自由與同學互動，但下半段的休息時間讓患童可以選擇獨處，或去做一些他喜歡的事，如到圖書館去找與他的嗜好有關的資料。經過獨處和放鬆之後，患童比較能再度面對教室中的社會互動。

此症的患者，無論是孩子、青少年或成年人，每天都需要獨處的時間。凱蒂曾解釋在白天工作的休息時間需要與人互動，這讓她覺得焦慮：「感謝填字遊戲，讓我有理由與別人保持距離。」老師也可以找些事讓患童去做，讓他可以趁此機會獨處——例如，請他去某辦公室傳個信，信封裡其實只是請祕書謝謝這個孩子，然後告訴他可以回到班上了。

有些患童為了怕被人嘲笑，或不願意成為目光的焦點，因此不願意當眾向老師求助。這時老師可以和孩子約好暗號，如把某個東西（如削鉛筆器）放在桌上的某個角落，意思就是需要老師的幫助，老師可以很自然的走近患童，即時地看看他需要什麼。

另外還有一些有效的方法，不但可以降低焦慮，還可以增加學習成就，如學期當中有一小段日子不上學、只上半天課或在家請家教等。因為一個學期的時間對患童而言可能太長，而導致長期的焦慮。就好比身體生病的孩子請假幾天不上學一樣，此症的患童有時需要休息一下，再繼續撐到學期末。有的患童就只上上午半天的課，下午回家在家做功課，由父母監督。青春期的患者若焦慮情況嚴重，甚至可以考慮全天在家教育。然而申請及實施在家教育必須非常小心，要注意患童是否得到專業的教導，並且不能因此完全與外界及他人隔絕。對某些嚴重住院和服藥的患者，在家教育是建設性的選擇；對同時也罹患憂鬱症和強迫症（Obsessive Compulsive Disorder）的亞斯伯格症患者也很適合。

長期嚴重的焦慮會導致強迫症，如不斷地洗手，總是怕手不乾淨等，這是一種降低焦慮的方式，嚴重時需要精神科醫師和心理師診治。有關自閉症患者的藥物治療方法很多（Gordon *et al.* 1993; Mcdougle, Price and Goodman 1990; Mcdougle *et al.* 1992; Szabo and Bracken 1994）。葛蘭汀（Temple Grandin 1990）這麼說：

> 第一次月經來以後，焦慮就開始襲擊我，那種感覺就像我時時站在舞台上一樣。我總是這麼向別人解釋，想像你正在做某些患得患失、引起焦慮的事，例如教師的資格考試，那就是我現在的感覺。不同的是，我幾乎時時刻刻、毫無理由地那樣緊張。我的心常怦怦地跳，掌心冒汗，停不下來。我的身體每天好像都有固定的緊張週期，傍晚入夜時分最糟糕，從夜裡到清晨慢慢褪去。春天和秋天情況比較糟。
>
> ……我在醫學圖書館查到資料，知道抗憂鬱劑對內因性的焦慮和恐慌有幫助。……那些藥劑改變了我的人生。（pp.9-11）

有不少藥物，如選擇性血清素再吸收抑制劑（Selective Serotonin Reuptake

Inhibitors, SSRI）對焦慮和憂鬱的治療效果很好。

另外，臨床心理醫師還會運用認知行為治療幫助焦慮和恐慌的患者，他們有的是在特別的情境下會被誘發，有的是怕看到某個特別的物品或動物。這個療法是幫助患者改變對焦慮的看法，因而改變行為，就像治療恐懼症（phobia）的患者一樣。患者常害怕的動物有蛇、蜘蛛或老鼠等，不過有的亞斯伯格症患童怕狗，不是因為怕被狗咬，而是因為狗叫的聲音對他們而言太刺耳。有的患童莫名的懼怕櫥窗中的模特兒人型或室內植物。

如果患童怕蜘蛛，治療師會鼓勵他想像在很遙遠的地方有一隻死蜘蛛。患者漸漸習慣這樣的想法後，也會敢靠近較大隻的蜘蛛，能將焦慮降到正常的程度。這種療法叫做減敏治療（desensitization），曾用來治療亞斯伯格症的患童。如患者怕的是室內植物，選一個患者覺得較放鬆的時間，如一天結束、洗過澡之後，從一株小小的植物開始，遠遠放在房間的另一端，再移到身旁的小桌上。雖只是小小的一步，但對亞斯伯格症患童卻很困難，他們很難把一個情境的經驗帶到另一個情境。一位患者的母親說：「你用什麼植物訓練他，他就只能接受那一種，換個植物他照樣發狂！」但還是有患者成功減輕對某些食物害怕的實例，開始能夠接受巧克力或冰淇淋等。

另一個從認知的角度來處理問題的方法，則是向患童解釋情況，讓他們知道焦慮是可以控制的。但這需要由臨床經驗豐富的認知行為治療專家來進行，過程中借重的不是口語理論，而是視覺畫面。例如，讓孩子用鉛筆畫個簡單的人代表他自己，畫個泡泡代表他的想法，然後拿起橡皮擦把那個泡泡擦掉，換成另一個泡泡，泡泡裡是比較正面、愉快的想法，如此可以較具體地改變患童的想法。減敏療法較容易實施，老師或父母都可以做，比單獨的依賴藥物來得好。

13. 患者會有憂鬱症嗎？

吳引（Lorna Wing 1981）最初提出的報告中提到，患者得憂鬱症的比例很高。臨床經驗也顯示的確有約百分之十五成年患者曾有憂鬱症的病史（Tantam 1991）和自殺的風險（Wolff 1995）。在孩提時代，患者可能還不太在意和別人不一樣，生活繞著家庭和老師轉，可以不對別的社會互動有興趣。但到了青少年期，患者開始對社交生活產生興趣，並且注意到自己的與眾不同。班上功課最不好的同學人緣都可以超好，也可以是個領導或甘草人物；但是自己空有知識，無論是交朋友或講笑話，都會被嘲笑和排擠。這是患者憂鬱最常見的原因——想要和別人一樣、想要交朋友，卻不知道如何做。

由此可知患者是有理由憂鬱的，也有可能患者的憂鬱是先天內因性的。研究數據顯示有自閉症或亞斯伯格症患者的家庭，憂鬱症或躁鬱症（Manic depression）的比例稍微高一些（DeLong and Dwyer 1988）。研究中同時控制了因為面對自己的孩子是亞斯伯格症患者這個事實，會讓人覺得憂鬱的這個變項。

大部分的亞斯伯格症的個案顯出典型憂鬱症的徵狀，如情緒的起伏、沒胃口、嗜睡、自殺的想法或行為。但因為患者在情緒表達有障礙，導致其憂鬱的情況不容易被明確診斷出來。有時其憂鬱是以攻擊或酗酒的行為表現出來，因為對自己一整天的表現太在意和批判，藉著酒精放鬆自己。如果患者出現疑似憂鬱的傾向，一定要求助於有診治亞斯伯格症經驗的精神科醫師。本書作者就知道幾個憂鬱自殺的個案。

本書第二章中提到患者在別人期待出現為難、不舒服、痛苦或哀傷的情緒時，患者反而咯咯笑或大笑。甚至家中有人過世，患者因為不會表達較為細緻的感情，其反應是大笑或漠不關心（Berthier 1995）。患者的這一現象並不算是情緒方面出狀況，這是他們表達悲傷情感的特殊方式。

除了傳統藥物的治療以外，還應該更深入地幫助患者改善引起憂鬱的原因，如缺乏社交技巧、沒有朋友和學校功課不好等問題。這一代已屆成年的患者因為在成長階段沒有被了解和支持，導致憂鬱的比例相當高。我們期待這一代的患童能有所不同，可以因為早期的診斷和療育，在進入青春期或成人之後免於憂鬱之苦。如果患者因為憂鬱而沒有朋友和工作，可以教他們一些社會技巧、面試技巧，以及和同好結交來改善。當然這些都需要花時間，但是對降低憂鬱症的發生都有幫助。

14. 如何控制患者的脾氣和憤怒？

本書提到患者的許多壓力來源，他們所要面對的除了焦慮、憂鬱之外，還有憤怒。在面對問題時，有些患者會向外發洩、指責別人，這些怒氣有時是很難控制的。

丹尼爾的詩這樣描述：

我最怕我自己
我最怕我自己。
無法完全掌控：不斷地掙扎耗盡了每一份精力。
我總是好累：從來沒有睡夠。
總是有我無法控制的事情在我周遭發生：我會做一些連自己都會嚇到的事。

當我覺得不解、生氣或疲倦時，就會做錯事，然後我的身體接管一切。
看著自己的生命一片虛無，我提心吊膽。我得努力地再控制自己，
不能讓事情就這樣下去。
我害怕自己的感受，情緒削弱我的控制力，讓我輕易失控。
有的時候，我想，就讓它去吧，不停地掙扎好痛苦。
我只想要平靜和休息。

（Daniel Woodhouse）

沒有特別、合理的理由，患者就是對挫折或刺激過度反應。這些刺激可能是被人訕笑或是捉弄，亞斯伯格症的患者好像能激起別人嘲弄的欲望，而患者總是不知如何反擊。有些孩子總能找到巧妙的時機，讓他們捉弄人的行為不被發現。此症的患童總是缺乏同理心或自我控制的能力，無法把傷害降到最低，盲目的憤怒常引麻煩上身。老師看到的往往是患童攻擊別人的行為，而看不到之前患童是如何的被人激怒。

本書第二章談到如何幫助患者了解和表達情緒，尤其是憤怒。年紀較小的患童可由父母和老師帶著學習那些方式。其他的方法還包括鼓勵患者自我控制，以及知道除了發怒之外，還有其他選擇。傳統的自我控制的技巧如：停、從一數到十、深呼吸、

自我提醒、安靜下來等等。放鬆技巧也可以派上用場，教導患童何時該做一些放鬆的步驟。同時，可以讓患童了解表達憤怒的方法，除了打別人之外，也可以用口語表示，可以轉身走開，還可以告訴別人自己想要獨處安靜一下，還可以告訴大人，請大人處理等方式。

有時壓力持續增加，直到一個事件成為導火線，讓患者把壓抑許久的情緒爆發出來。一次暴怒可能釋放堆積許久的緊張和壓力，等於是一種負向的增強，結束不愉快的感覺。不幸的是，許多男性患者在他的環境中掌握主導權，所處的又是男性主導的環境，其身邊的女性如母親，常成為其發洩的對象。通常患者脾氣發完之後，很快就舒壓沒事了，此時他反而覺得奇怪，為什麼身邊的人那麼沮喪。

我們在此也提供一些策略，處理這一類的問題：首先列一張清單，寫下患者發怒之前的先兆，包括流汗、誇張的姿勢、僵化的想法和馬上要得到滿足。還可以觀察患者在不同情境之下是否有不同的徵兆。當患者出現發怒的先兆時，引導患者注意自己的行為和表現，因為當事人往往是最後一個覺察到自己的情緒和忍耐已到了極限。然後，再寫下可能的減壓方法，如聽音樂、閉上眼睛冥想一個輕鬆的情景、按摩、泡澡或者安慰與讚美。這些事情都可以轉移當事人生氣的想法。一段獨處的時間，一個僻靜的角落，有時也很有效。「怎麼回事？」是一個要小心以對的問題，因為患者可能無法解釋到底是怎麼回事。當他們仍能夠自我控制的時候，或許還說得清楚；但有時這個問題會引來更多的怒氣。父母親和老師應知道何時該技巧性的避開這個問題。

如果患者的不安持續增加，另一個策略是讓患者從事需要消耗大量體力的事，把緊張的情緒「燒掉」，如跑步、騎腳踏車都可以讓人覺得有精神。本書作者發現「創造性的毀壞」（creative destruction）也是很有效的減壓方式，但必須注意內容應是建設性和有生產力的事，如壓扁回收的空罐和紙箱，或是把舊衣服拆成小片做拼布等，成人還可以砍木頭。

上述的方法都可以將攻擊性的能量，疏導成建設性的活動。但如果發生特殊事件呢？先記住一點，如果你變得和患者一樣生氣，只會火上加油。一位患者的母親這樣描述：「如果我也生氣，就好像在烤肉上澆汽油一樣！」試著保持理性和平靜，這也是在示範給你的孩子看。如果患者願意討論，那就嘗試了解原因。例如，生氣的原因是被別人嘲笑，那應該聽聽雙方的說法。道歉（可能是雙方互相）有時可以解決問題。對年紀小的患童而言，還要特別注意他是否認真嘗試去顧及別人的感受。本書作者會採取一個做法，就是要患童送禮物給被他傷害的人，讓孩子學會用語言或行為表達懺悔。例如，把午餐的點心巧克力餅乾拿出來分享，就是個不錯的點子。然後要患童想一想，下一次如果同樣的事情再發生，他會怎麼做？例如，老師可以這麼告訴他：「下一次他如果再拿鉛筆刺你的背，你可以來告訴我。」這些孩子通常不會用婉轉的方式解決問題，而是直接的操控或暴力解決。他們需要學習用口語和溫和的解決方式。

藥物也是方法之一。為了因應某個特殊的壓力，速效的鎮定藥物有時是權宜之計，但終究不是長久之計。許多自閉症和亞斯伯格症的患童對一些有鎮靜作用的藥物（sedative）或抗精神病藥物（antipsychotic）的副作用很敏感。針對某些特殊的徵狀，在需要的時候，藥物治療是非常重要的，然而應注意定期的回診，且避免長期依賴藥物。

極少數的個案會突然出現攻擊行為，這種行為短暫而強烈，也沒什麼原因（Baron-Cohen 1988）。這些自發、毫無預警的事件，讓父母親相當的困擾，很可能和腦神經生理方面某些複雜、局部的發作有關，應請腦神經專科醫師做進一步診療。

最後我要強調的是，在此所談到憤怒的問題，不是所有亞斯伯格症患者的普遍特質。有些患者甚至好像不會生氣似的，在很強烈的刺激下也不會發怒。這些患者不但容易遭身體上的虐待，還容易被人利用。他們必須要學習自我肯定，以及在叢林當中生存的法則。

15. 進入青春期之後，患者會有什麼改變嗎？

亞斯伯格症患童和同年紀的人一樣，也會經歷青春期身體上的變化。有一個青春期患者在變聲之後（「broken」，這是一個常困擾患者的字，因為他們不解聲音怎會「破」掉），一直用高高的假音說話，問他為何要用那麼奇怪的聲音說話，他回答：「我不喜歡我的聲音。」有些患者（男女都有）會在青春期的早期出現神經性厭食症（anorexia nervosa, Fisman *et al.* 1996; Gillberg and Rastam 1992），患者在這個階段對別人的批評非常敏感，尤其是和個人的長相、社會技巧等同儕所重視的特質（如體重）有關的事情。

青少年期荷爾蒙所帶來的改變和壓力，可能會讓患者的症狀更為加重。這時父母親要有耐心，並多多給予支持，終究這對於一般的孩子也不是好過的時期。雖然患者和一般人在生理方面的改變是同步的，但在情緒發展方面，患者卻較遲緩。當別的孩子都在談羅曼史、在挑戰規範體制的時候，患者還是堅持簡單的道德觀和成績，患者常因此被別人嘲笑「假正經」或「呆子」。此時要解釋給患者聽，讓他了解他的價值觀和特質是可以和同儕不一樣的，也都是很正面、很值得珍惜的，只是不見得被別人認同而已。患者對性方面的興趣也來得較晚，有時可能會遲至二十歲以後，和其情緒上的發展一樣，都較為延緩。

16. 患者可能發展出正常的關係嗎？

在兒童期，患者只要有和家人之間的關係就夠了，不喜歡社會和身體的接觸，喜歡一個人獨處。但有時又會以很親近的話語和肢體語言和人互動，好像對方是家人一樣。患者不了解和不同關係的人，應有不同的行為規範。別人有時會覺得很窘，或是誤解患者的意思，或是因此利用患者。因此患者需要學習和不同的人，如家人、老師、朋友、陌生人等，以不同的互動方式。患者可能無法理解為什麼和不同的人要用不同的方式互動，「朋友圈」（Circle of Friends）的練習可以提供一些幫助。

這個練習很簡單：畫幾個同心圓，就好像打靶練習用的那個靶，中心點寫上患者的名字；第二圈寫上和患童最親近的人的名字，通常是家人，還有彼此之間的問候和互動的行為，可能有親吻、擁抱等；下一圈可能是親戚或好友，和彼此之間會有的互動行為；再下一圈是老師和一般的朋友等；再下下一圈是點頭之交或陌生人等等。這些人也可以用照片來表示。這樣視覺化的分類方式，有助於患者了解不同程度的關係。

和班上同學比起來，亞斯伯格症的青少年患者在情緒和社交方面顯著的較不成熟。他們的友誼建立在共同的興趣和知識的追求上，沒有自我表白、浪漫經驗或性方面的探索。他們交友的選擇也和一般同年紀、同樣文化背景的人不一樣。患者總不屬於任何團體，也因為對性方面的無知而被嘲笑，還容易被錯誤的訊息所欺騙。學校有關人際關係和兩性關係的課程，患者都覺得很無聊，以至於這方面的課程可能得等患者年紀大些再重修。

當患者真的開始談戀愛，他得學習如何「讀」別人所傳達的訊息，否則有時那迷戀和喜愛不是互相的，而是患者單方面的。雖然單戀的經驗任何人都可能會有，但是對此症的患者而言，卻是額外衍生的特點。患者可能把對方禮貌性的回應當作對方也有意思，一點都沒有覺察到那只是他自己單向的情感。有時即使對方表現得既不友善也沒有愛意，患者也感覺不出來，因此也容易遭到性侵害。本書作者就知道幾個遭性侵害的患者，男性女性都有。但至今還未聽說過有患者性侵別人的案例。

因為情緒和社會技巧方面成熟較晚，患者的親密關係通常比同儕晚許多才會出現。在患者的青少年期，或許很難看出這樣的關係從何建立，但長期來看並非沒有可能，不是所有的患者都是孤獨度過一生的。他們的親密關係，常由相同興趣的同好當中發展出來的。

關係的開始，常是因為對方的投入，然後喜歡彼此可靠、誠實和忠誠的表現。本書作者發現患者的伴侶即使個性、興趣不同，也會在社會生活方面補足患者的不足，對患者而言是滋養和保護的關係。然而，許多男性患者的確不容易找到伴侶，或許他會遠走他鄉，因為文化的差異或經濟的原因，異國的伴侶可能不太介意丈夫在社交生活方面的歧異（Gillberg and Gillberg 1996）。

另外，婚姻和親密關係的諮商與輔導，也會很有助益。作者的臨床經驗顯示，患者對伴侶常有許多的不解和憤怒，無論身體和情緒的親密，都可能產生衝突。除此之外，患者的興趣也可能成為問題。

例如，一個做丈夫的可能抱怨妻子（患者）太冷漠，他每次表達愛意擁抱太太時，好像在抱一塊木頭。此時婚姻諮商可以幫助雙方了解彼此的不同，就好像來自兩個不同文化國度的人，各有其不同的習俗和期待，一不小心就可能踩到對方的地雷。面對情侶，若其中一人患有亞斯伯格症，本書作者常用不同的文化差異做比喻，幫助他們彼此互相了解。

當然，在男女朋友開始交往的階段，做父母的可能會幫忙患者向對方解釋為何他們很少用言語或肢體語言表達親密或情感。其實只要家中有亞斯伯格症的患者，家人的相處就常有這樣的困擾。媽媽可能會覺得青春期的兒子都不表達對母親的關愛，兒子卻很不解地表示在六歲的時候，他已說過愛媽媽了，他不懂為什麼還要再說一次。又如一位患有此症的丈夫，他不知何時以及如何向妻子表達愛意，但是他會寫信，他可以把說不出來的感情用寫的表達出來，因此這個個案可以多多寫信並讀信給妻子聽。

還有一點很重要的是，就算患者性格上有缺陷，但通常他們比較不會不忠，也較不會揮霍，但是患者有時會被配偶抱怨小氣。他們面對危機時的處理方式也常造成爭執，因為患者遇到問題時不會和人討論，常退縮到自己的世界，從幾小時到幾天，而伴侶的感覺是被排除在外，無從表達自己的意見和想法。

也有些患者選擇獨身。葛蘭汀（Temple Grandin 1995）在她最近的自傳中寫到：

> 我選擇獨身，以避免許多複雜的社交情境，處理那些事對我而言太困難了。對一個自閉症的患者而言，要有身體上的親密關係，就好像要了解社交技巧一樣的困難。參加會議期間幾位女性患者告訴我，她們因為不會讀有關「性」的暗示，因而在約會時有被強暴的經驗；同樣的，男性的患者不懂得該如何展開一段關係。

這讓我想起《星艦迷航記》中的「百科少校」，有一集當中演到他想要約會，來點浪漫，用的卻都是科學專有名詞，最後變成大災難。再有能力的自閉症患者，也會碰到這樣的難題。（P.133）

為了避免身體和感情上的親密，以及關係可能失敗的痛苦，抱持獨身主義或許是個不錯的選擇。但在做這樣的決定之前，患者可能會先經歷嘗試和失敗，還是需要支持和輔導。

因此，亞斯伯格症患者還是可以有正常的親密關係，因為所謂的「正常」其實範圍廣泛，一個成功的親密關係，需要患者和伴侶雙方付出相當多的愛，還需要許多的了解和包容。

17. 亞斯伯格症的患者比較容易犯罪嗎？

亞斯柏格症相關文獻中是有一些犯罪的案例（Baron-Cohen 1988; Cooper, Mohamed and Collacott 1993; Everall and Le Couteur 1990; Mawson, Grounds and Tantam 1985），但是真正的犯罪攻擊行為比例很低（Ghaziuddin, Tsai and Ghaziuddin 1991）。幾個案例中

患者的攻擊行為，都和其特殊癖好、對感官刺激過度敏感和很強的道德感有關。本書作者遇到一個成人患者，他的特殊嗜好是簽寫樂透單，但因為不付錢，被一個賣樂透的店家拒絕患者簽單，患者也因此被請出店家。數週之後那家店被人闖入，但只偷走了幾千張空白的樂透單，後來警方在患者的房間內搜到了這些空白的簽單。因為這樣的犯行太奇怪了，所以患者被轉介至精神科。其他還有一些被轉介的個案，也是因為犯行奇特，有些是因為患者的特殊癖好和武器、毒品和火藥有關而觸法。

有的觸法行為和患者對感官刺激過度敏感有關。有一個患者對狗的叫聲、小孩的哭聲和女高音特別敏感，雖然情有可原，但是他們的行為導致警方必須強行介入、阻止。也有些患者認為別人的穿著或行為太「不道德」，而採取攻擊的行為。法院和警方等相關執法單位，已漸漸了解亞斯柏格症患者的奇怪犯罪行為和動機。其實，這些案例也都不多見，所以父母親也不需過度的在意，覺得自己的孩子將來會是個罪犯。作者的臨床經驗所看到的是：患者比較容易成為受害者，而不是加害者；患者的天真和弱點，讓他們容易成為別人加害的對象。

18. 患者需要什麼樣的資源？

亞斯伯格症患童的行為和學習方式，和自閉症的學童有所不同，因此自閉症相關的學校或機構不見得適合此症的患者。精神醫療體系通常也沒有資源給這一類發展障礙的患者。患者也可能在學習方面有問題，但又不符合智障機構提供服務的標準（Simblett and Wilson 1993），因此，此症的患者很難得到政府相關單位的服務。

父母親和老師首先應該尋求專業工作者的幫助。所有自閉症相關的研究和文獻都顯示，患童最需要的是專業的幫助（Newsom 1995），亞斯伯格症患者的需求應該也一樣。特殊教育工作者可以到教室觀察患童的情形，並提供班級老師相關的知識、策略、資源和訓練。在本書作者居住的地區，這一做法被證實非常有效。如果距離較遠，可以利用視訊科技解決問題。

目前沒有一個單一的機構可以提供患者完整的診斷、治療和支援的服務，需要跨領域專業團隊的合作，從語言治療到就業協助等都有需要。目前，無論在專業或社區服務方面的資源都很欠缺，地方性的家長支援團體，會是很好的催化和開始。

由於研究亞斯伯格症的起源與自閉症相關，因此家長支持團體可以從自閉症的大團體中成立次團體開始，最後建立一套支援系統。在這樣的次團體中，父母親可以與其他患者的家屬彼此交換經驗、分享困難，不會覺得那麼孤立。這樣的團體提供了大家討論和分享策略的機會，也可從消費者的角度交換不同服務的經驗，再進一步舉辦研討會和工作坊，讓政府機關和專業工作者更接近、了解患者和亞斯伯格症。同時可以與媒體、政界互動，形成壓力團體以表達需求。

亞斯伯格症患童所能取得最關鍵的協助，其實是在教室裡，尤其是小學的教室。作者發現一旦有某一所學校因實施相關計劃而有成效，馬上就會吸引有需要的家庭，口碑很快就會口耳相傳，報名入學的人數馬上增加。

本書所提到的許多方法和計劃，適合一對一實施或者小組教學，因此有患童就讀的班上可能需要助理教師。助理教師的功能如下：

- 當患童和同學一起玩或做作業的時候，鼓勵患童保持彈性和合作的態度，多和別人互動
- 幫助患童讀取他人行為的線索
- 教導患童認識感情和友誼

- 鼓勵患童發展談話的技巧
- 利用患童的特殊興趣發展其能力，增進學習動機
- 幫助改善其大動作和精細動作的協調
- 幫助患童了解別人的想法和觀點
- 幫助患童因應特殊的學習困擾
- 幫助患童因應其聽覺和觸覺方面的過度敏感

因此，助理教師可以幫忙落實教學、行為、社會互動、語言、動作協調和感官方面專業的治療計劃。

至於成人患者的需求和服務，目前我們對這方面的了解極其有限。倫敦的全國自閉症學會（National Autistic Society in London）列出了一些患者的現況和需求（Bebbington and Sellers 1996）：

- 需要有機會認識其他同病相憐的患者
- 與其有聯絡的專業人員對亞斯伯格症都不太了解

- 覺得孤立
- 很難找到工作，或很難保有工作
- 就算有工作，工作內容與其真正的能力都不符
- 被同事嘲弄
- 收入太低

利用網路、電子郵件和地區性的支持性團體聯絡，也是避免孤立無援的方法。附錄中有一些相關網站的網址。在就業和收入方面，英國的全國自閉症學會有一些社區支援服務（local Community Support Practitioner, Morgan 1996），如提供理財課程、生活能力的訓練和社會福利等。

19. 如何選擇適合的學校和老師？

亞斯伯格症的孩童大部分都是在一般普通學校就學，因此什麼樣的學校比較適合她們呢？本書作者曾觀察患童在不同學校的情況。一般而言，以下幾點對一個學校是否適合患童是相當重要的。

最重要的是班級老師的個性和能力，還有是否有任何的支持和資源。班上有個亞斯伯格症的患童，對老師而言是相當具挑戰性的。老師要沉得住氣，能預測學生的情緒反應，課程的規劃要有足夠的彈性，能看到患童正面的特質和適度的幽默感。這些孩子有時迷人極了，有時又讓人不知該如何是好。

亞斯伯格症患童還有一項特質是他們症狀的表現常有起伏。有時很能專心、聽話、學習得很好、和人互動也不錯；有時又變得沒有信心和能力，沉浸在自己的世界裡。就好像他內在自有其週期，如潮汐般時高時低，有時只能做一些他已經表現得很不錯的事情，待海潮沉澱之後，才能再進一步學一些以前不會的新事物。如果這樣的起伏變化很大，父母親和老師可以在觀察之後，找到患童內在起伏的規律，和外在影響的因素。

另外，老師有沒有教過這類患童的經驗非常重要，但是每個患童之間又有個別差異。有時需要花幾個月觀察一個新到班的孩子，觀察之後才知道要以什麼樣的教學策略因應。而每次放假又回到學校之後，患童也常需要時間再適應學校生活。老師年紀的大小，學校的大小，是公立或私立學校，都不是重點。重要的是班級的大小，盡量避免吵鬧的教室和缺乏結構的教學。患童適合安靜、有次序和正面鼓勵的班級氣氛，批判也應避免。父母親發現有些老師能讓患童開枝展葉；但對有些老師而言，雙方好像都是個大災難。其實從班級裡同學們對患童的態度，可以看出班級老師是否接納患童。如果老師是接納認同的，同學們會擴大這樣的態度；如果老師是批判和排斥的，其他孩子的態度也會是如此。

另外一個很重要的影響因素，是班級導師有沒有得到實質的幫助，如助理教師的協助（在前面所提的），或是特殊教育方面專業人員的建議和支援。老師也同樣的需要同事和學校行政方面的支持，因為患童可能需要一些特殊的安排，如集會時間的嘈雜對患童可能是一大壓力，因此這個時間，患童可以選擇安靜地待在教室裡；或當患童焦慮和憂鬱的情形嚴重時，考試方面可以有特別的安排和調整。

一旦父母親找到一所可以提供資源的學校，要用心持續下去，因為換學校對孩子而言不只是換環境，還包括朋友都不一樣，新的同學不了解患童的過去和能力，無論是成功的還是不成功的經驗。當不得不換學校，例如上高中時，假如有以前認識的同學也一起進入新的學校，對患者會有幫助。新學校的老師和工作人員可以從患童以前的學校了解該生的狀況。開學之前，可以帶患童先參觀新學校幾次，熟悉一下新的路線和校園。最好也有老師負責觀察患童在新學校的適應狀況。

上高中以後，患童可能會面臨新的問題，因為小學時，師生之間有較多的時間相處，因為孩子年紀還小，老師和學校的工作人員對孩子的態度較為照顧，能包容患童。但是到了高中以後，老師的態度通常會較為嚴格，無法針對個別學生給予太多的照顧。而青少年彼此之間也不太會互相包容。

高中階段，不但許多老師不認識何謂亞斯伯格症，許多患者在這一階段的症狀顯現也較輕微，看來好像只是叛逆、情緒不穩定，而傳統的約束管教似乎就能奏效。在這個階段為了預防衝突和憂鬱，輔導重點應放在面對挫折、面對改變和批評的能力，以及在特殊癖好方面追求的品質。一旦患者表達了其觀點，讓大家了解之後，老師應該接受他們在班上不一樣的行為。

最後，家長在意的是一般傳統的學校可以為這樣的患童提供多少幫助，然後在學校應如何安置較恰當。英國最近開設了一所為亞斯伯格症患童和青少年設立的住宿學校（Gething and Rigg 1996），師生比是六位學生兩位教職，再加一位課程規劃的老師。未來，有需要的患童及家長可以有更多的選擇了。

20. 亞斯伯格症這個診斷名稱對患者有什麼幫助？

當父母從醫師診斷中，得知孩子奇奇怪怪的行為是何種疾症後，即可不再漫無邊際的尋找原因，也知道該去哪兒求助。尤其對父母而言，了解成因是與腦神經生理有關，而不是家庭教養不當、虐待或忽略所導致，更是讓人鬆了一口氣。但是，高功能自閉症一詞仍然會帶來困擾。雖然就技術上而言，亞斯伯格症是所謂自閉的延續，但亞斯伯格症患者的功能和行為，比一般人對自閉症患者的刻板印象好多了。兩者的預後差別尤其大，相較之下，自閉症的患者需要更多的幫助與支持。除了功能方面的差異之外，兩者在症狀的表現上，也有實質本質上的差異。

許多老師一聽到班上有一位高功能自閉症的學童，就想到伴隨而來的干擾行為。相較之下，亞斯伯格症是一個陌生的新名詞，不會給人什麼特別負面的印象。一般人聽到這一個名稱時的反應是：「喔！沒聽過。那是什麼？」只要簡單的解釋那是一種腦神經的問題，患者需要學習了解別人的感受和想法，和學習社會方面的技巧，在與人對話方面可能有困難，對特殊興趣著迷，或者動作有點笨拙等，可以說是一種發展方面的遲緩和能力方面的異常，隨著時間和成長會有改善。

這一診斷名稱對專業工作者也會有幫助。沒有正確的診斷，就像一個拼圖，讓專業工作者不知從何下手。尤其是精神醫療方面的服務，患者呈現的是憤怒、焦慮和憂鬱，又因為患者語言能力正常，也想交朋友，在智力方面也正常，更不會讓人想到與自閉有關。此症患者所呈現的問題，是許多專業工作者在以往的專業訓練當中未曾見過的。一旦有了正確的診斷，許多相關的專業人員就知道可以如何運用其專業知能，或者該透過什麼樣的管道尋找資源了。

21. 如何向他人解釋亞斯伯格症？

診斷之後，許多父母的第一個問題是應該告訴誰？什麼時候說？又該如何說？讓老師和校方知道診斷結果當然有幫助，可以更有方向的擬定一些策略幫助患童。班上的其他學生應該知道嗎？答案因人、因情況而異。如果亞斯伯格症是大眾都有所了解的，讓同學們知道或許有所幫助，但在有些情況下還是和大家都一樣比較好。就曾有些個案被大家取笑，把亞斯伯格症改為「蘆筍症候群」（Asparagus Syndrome）或「漢堡症候群」（Hamburger Syndrome）。本書作者建議一個原則：讓需要知道的人知道，該保密的時候就不要周知大眾。

該如何向其他的孩子解釋這個疾症？葛瑞（Carol Gray 1996）曾經為孩子們寫了一套教材，名為「第六種知覺」（the Sixth Sense），也就是社會互動方面的感覺知能，她設計了一連串活動讓孩子們了解這第六種知覺如何運作。例如，可以教孩子們想像如果第六種知覺出了問題，不了解別人的想法、感受和情緒，會有什麼結果。例如，問孩子：

在不知道別人怎麼想或有什麼感覺時，輪流容易嗎？

- 要和別人談談他們所做的事容易嗎？
- 交朋友是件容易的事嗎？

最後，鼓勵同學幫助班上亞斯伯格症的同學。

有時需要向班上其他同學的家長解釋何為亞斯伯格症，否則他們可能誤以為患童缺乏教養，或者可能會傷害他們的孩子。學校相關的家長組織可能也會是助力。

如何向患童的手足解釋亞斯伯格症？他們可能間接地聽到大人的談話，也知道有這麼一個診斷名稱。如果這個兄弟或姊妹，年紀已夠大，就應該解釋清楚。現在已有一些相關的文獻可供參考（Davies 1994），甚至有為手足設計的一些活動，通常是由患者的兄弟或姊妹來召集。這些患者們的手足可以分享和討論彼此的經驗和感受，如碰到一些特別的情境時如何自處，如朋友來家裡做客，那種受窘為難的感覺是大家都會有的，或許還會有額外的責任和壓力，尤其不知道為什麼父母親要為患童在學校這麼擔心，或者不知該如何幫忙等。

什麼時候該開口告訴孩子他是亞斯伯格症的患者？沒有簡單的答案。孩子若還小，不太容易了解此症的概念；年紀大一些，又會對任何他和別人不一樣的看法很敏感，然後找所有的理由合理化，其實都只是為說服自己。在孩子又面臨困境而情緒上過不去時，或許是解釋給他聽的時機，讓他知道為什麼有些事對別的孩子輕而易舉，但對他卻是困難重重。有時由父母來說比較好，有時由專業人員開口比較好。

葛瑞（Carol Gray 1996a）寫了一本工作手冊叫做《我的畫像》（*Pictures of Me*），可以幫助大人介紹此症給患童。這個手冊必須由患童、父母和專業人員一起合作完成，其態度是非常正面的，將焦點放在患童的天分和能力上。以下是患童大衛如何看他自己的特質：

我有什麼優點？

1. 我很會閱讀。
2. 我對電腦很行。
3. 我很會打保齡球（最高一九三分）。

4. 我有工作。
5. 我很會玩紙牌遊戲。
6. 我很會在電腦上玩二十一點。
7. 我會自己準備早餐。
8. 我會燒開水。
9. 我的算數不錯。
10. 有的時候我很會拼字。

（David Downie）

本書作者認為患者個性上共同的特質有：誠實、忠誠、可靠、直接、有道德感和正義感。在認知方面，只要是有興趣的主題，都有超強的記憶力和求知慾，很有原創力、很有想像力，很棒的圖象式思考的能力。這些特質雖然不是此症的患者所獨有，但是亞斯伯格症會加強這些特質。

亞斯伯格症的患者有許多正面的特質，許多藝術家和科學家是此症的患者，而且充分地利用了這些特質而有非凡的成就。身為此症的患者不是什麼恥辱，反而可引以為傲。

患者社交方面的技巧是可以改善的，其人生的目標也是可以實現的，只是需要時間。患者湯姆（Tom Allen）說他自己就像是一隻烏龜，雖然爬得慢，但是終究會贏。有的患者形容自己像是在爬山登高，雖然爬得慢，但終有爬到的一天，總比永遠爬不到好！

當患者知道自己是亞斯伯格症患者，反而可能覺得鬆了口氣。有時相關的資訊不見得來自父母或專業工作者，而是自己從閱讀中發現的。吉爾柏格（Christopher Gillberg 1991）就提到一個十二歲的患者，有一次在他的辦公室看到給父母們看的小傳單：

「我從來沒聽人談過這些。我想就叫它A.S.好了。」然後這位患者大聲的唸著單張上面的內容：「我好像就有A.S.。天哪！我一定就是。讓我爸爸看看這個，我爸媽一定也有A.S.，你知道，尤其我爸爸，他簡直沉迷在他的嗜好裡。現在我可以告訴我的同學為什麼下課時間我會繞著學校走十圈，因為我是A.S.。這樣我的老師就可以不用再煩我了，因為我有障礙啊！他們應該多體諒我。」（p.138）

22. 亞斯伯格症患者的生涯應如何規劃？

患者在學校生涯的最後幾年，「生涯規劃」會是一個很關鍵的問題。患者的優勢有：工作認真投入、某些領域的高度專業和可以信賴。患者的特殊專長就是其就業的優勢，科學方面的興趣可以引領他們走向大學之路。大學通常要求的是在研究、知識方面的追求和投入，對學生的特殊行為和個性有相當大的包容性。有人說大學是社交能力不好的人的庇護所！許多藝術和科學方面的成就，都是此症患者的貢獻。本書作者認為對此症更多的認識，以及給患者更多的發展機會，將使我們的社會受益更多。

然而，患者還是需要加強某些技能，如面試的技巧。患者可能不是天生的業務高手，也不擅於肢體語言的表達。越來越多的就業服務機構了解患者在面試時所面臨的困難，因此提供這方面的訓練和指導。父母可以讓患者及早開始累積工作經驗，如發送傳單或擔任義工都可以。

在工作的場合中，患者面臨的挑戰是如何適應職場的社會互動、行程的改變和自己缺乏彈性的特質。有些工作需要很好的社會技巧、需要主動與人互動，或面對人多嘴雜的環境，這樣的工作最好避免。有一位女性患者在醫院工作，她可以把老人照顧得很好，但是休息時間和同事之間的互動卻是她的困擾，她因此常被嘲笑和捉弄。但她的職務改換至擔任獨居老人的探訪，不需要在醫院和同事互動時，就可以適應得很好了。

患者的另外一個選擇是個人工作室，或發展可以獨立作業的專業能力，不需要參與團隊，也不需要任何制度和階級，如手工藝、設計或修理電器的工作，在經過一段訓練或學徒生涯之後，就可以獨立作業。本書作者建議此症的患者利用師徒制學習一技之長，因為學院學習的方式仍然要面對社會生活的壓力。

患者也較不容易適應情感和常規的變化。有一個年輕的患者原來在一家工廠工作得很愉快，但是後來遇到罷工，不得不辭職，因為他無法面對那樣對立和不確定的情境。業主如果能了解、體諒患者的特質，可以為患者在工作量和空間方面作適度的調整。患者通常非常認真而有良心，講究工作的品質，而不是工作的量。他們可以不吃午餐，甚至加班到晚上，只為達到完美，雖然這不見得是雇主或其他雇員所在意的。本書作者就曾見到在一家規模很大的車廠擔任汽車修護工的患者，在工作效率和品質之間，他選擇多花一點時間，較佳的維修品質。但是他的老闆要的卻是車子更高的汰換率，讓客戶更快換掉舊車，回來買新車，這樣的衝突最後讓他丟了飯碗。但是這位患者後來開了一家自己的修護廠，並以正直和可靠帶來生意。

一個滿意的工作，無論帶來心理或經濟上的滿足，都是美好人生很重要的一部分。葛蘭汀將其特殊興趣發展成為一項專業，成為畜牧業機械設計的專業人士，也在學術方面有所成就，還成為作家。她說：

工作就是我的生活。對一個高功能自閉症的患者而言，能找到一份有興趣的工作，就可以有個美滿的人生了。幾乎所有的星期五和星期六晚上我都在畫設計圖，我的社交生活全部都與畜牧業和自閉症有關。（p.123）

葛蘭汀的工作為她帶來了社交生活，也因此找到有相同興趣的朋友。

23. 亞斯伯格症患者的未來？

前面曾談到青少年患者所面臨的難題，如青少年較殘酷、不會包容別人，患者的興趣目標和別人不同，還要面對自己情緒的起伏，以及發現自己的與眾不同等。但這一段危險時期總會過去，離開學校之後，患者可以對自己的生活秩序、社交生活和職業，有較多的掌控決定權。有的父母說他們的孩子好像從來不曾有過正常的童年，從小就像是個小大人，但總算也長成真正的大人，脫離了青春期，日子好過多了。

成年之後，患者可能搬離家裡獨立生活，但為了情感和生活上的支持，雖然自己住，可能還是離父母家不遠。一開始其他的室友可能不太能接受他們的怪異，如在一天將盡之時，他們常需要獨處。

下面是成功獨立生活的要素：

- 一位導師，可以是專業的工作者，也可以是親友，引導他進入成年。
- 一個可以給予承諾、支持和感情的伴侶。這個伴侶可以彌補患者的不足。
- 在工作或特殊興趣方面有所成就，以彌補患者在社會生活面的壓力和挑戰。最後，社會生活面的成功所佔的重要性會越來越小，成功是以成就來衡量，而不是以有多少朋友來斷定。以下是葛蘭丁的看法（Temple Grandin 1995）：

> 我知道我的人生缺了些什麼，但是我有讓我興奮的工作，占據了我所有的時間。忙碌讓我沒空去想我的欠缺，有時候父母親和專業人員替自閉症患者操太多心了，我經由我的工作與人接觸，一個人只要有才華，別人會透過這個管道與她有所聯結。（p.139）

- 最後，終於釐清自己的優缺點，不再想去成為不是自己的模樣，也知道自己可以擁有別人羨慕的特質。
- 自然恢復。有人比較晚開始講話，有人比較晚一點會走路，有人比較晚一點才會與人互動，雖然有人一晚就晚了幾十年。

有關亞斯伯格症患者的未來，我們還需要更多的研究。有時專業工作者把患者的問題看得太嚴重，可能太悲觀了些。亞斯伯格症是一個發展方面的障礙，患者終將改進與人互動的技巧、說話的方式，以及了解別人的想法和感受。本書作者常用這樣的比喻：人生好像在拼一千片的拼圖，只是拼的時候不知道會拼成什麼樣的一幅畫，隨著時間的演進，一塊塊的圖樣會浮現，最後這些圖樣湊在一起，終於看清了全貌，患者社會互動的問題也終將解決。本書作者就認識好幾位成年的患者，提到他們在二十幾歲或三十幾歲時，終於找到自己與社會互動的機制，只有家人和比較親密的人，才看得出他們的問題。

既然亞斯伯格症患者是自閉的延續（autistic continuum），從冷漠、安靜到亞斯伯格症，患者可能在自閉這個向度上有所進展嗎？這個領域的探討才剛起步。然而，亞斯伯格症的患者的確有可能進展到不再符合診斷標準的程度。

沃爾夫（Sula Wolff 1995）近年寫了一本書，以其多年的臨床經驗和研究，為亞斯伯格症和一般人之間溝通的橋樑做詮釋。她用一般的俗語「獨行俠」（loners）或

「精神分裂人格」（Schizoid Personality Disorder）來形容有這種特質和模式的人。他們喜歡單獨一人，在情感上很疏離，但對批評很敏感。他們不依循人們沿用的社會互動原則，言語奇特，沉迷於特殊癖好和自己的異想世界。沃爾夫在描述的時候，很小心地使用「精神分裂人格」這一詞，以免給予此症與精神分裂症有關的暗示（尤其後來她觀察到，有些患者的確同時出現精神分裂症）。或許「獨行俠」是比較適合的形容詞，較不容易造成誤解。本書作者認同把亞斯伯格症當作人格發展的問題來看的趨勢，更甚於明確的發展性的障礙。由這個角度來看，沃爾夫的確為患者勾畫了他們的發展，也解釋了患者家族中為何有些從未被診斷為此症，卻有類似症狀的成員出現。

無論患者應該被診斷貼上一個疾症的標籤（diagnostic label），或是被定義為人格上的異常（personality disorder），他們的特質的確不尋常。譚唐（Digby Tantam 1988）用「一輩子的古怪」（lifelong eccentricity）來描述這些患者，這裡所謂的古怪並沒有負面的意思，譚唐認為這些怪異就像是大千世界的一幅織錦畫，缺少了亞斯伯格症的患者，我們的文明將是貧脊而缺乏光彩的。

附錄

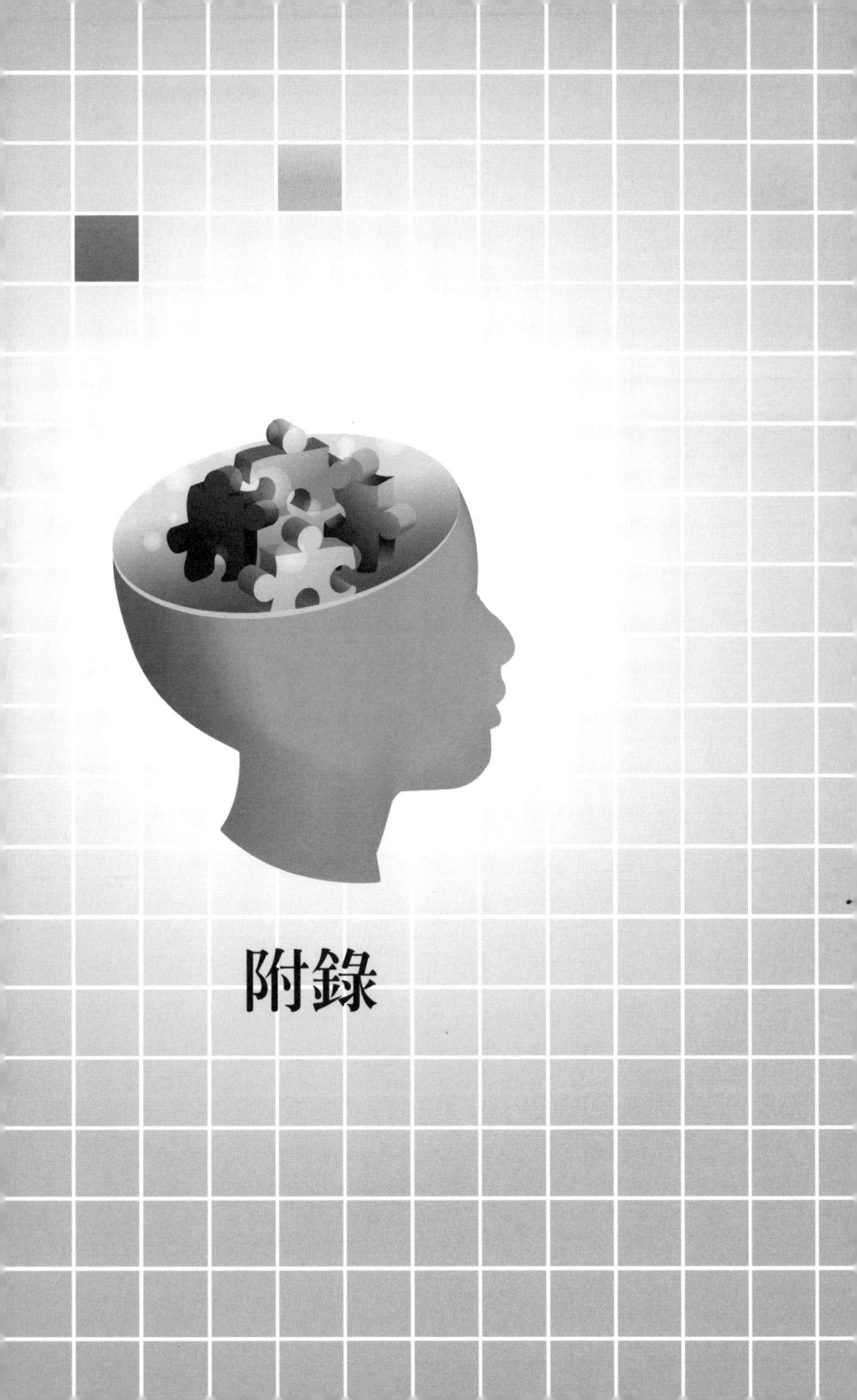

附錄 1　如何取得資源與協助？

台灣地區

主要的自閉症社團

機構名稱	電話	網址或email
中華民國自閉症基金會	(02)28323020	http://www.fact.org.tw
中華民國自閉症總會	(02)23944258	http://www.autism.org.tw
台北市自閉症家長協會	(02)25953937 (02)25953786	http://www.tpaa.org.tw
新北市自閉症服務協進會	(02)89855764 (02)89857688	autism24151@org.tw
桃園縣自閉症協進會	(03)3386117	http://home.kimo.com.tw/nebe0214
新竹市自閉症協進會	(03)5611095	autismhs@yahoo.com.tw

台中市自閉症教育協進會	(04)24723219 (04)24715873	http://www.taea.org.tw/
台南市自閉症協進會	(06)2288719 (06)2293799	autism.so@msa.hinet.net
高雄市自閉症協進會	(07)2367763 (07)2386782	http://www.ksautism.org.tw
屏東縣自閉症協進會	(08)7351024	my.self@msa.hinet.net
宜蘭縣自閉症協進會	(03)935-6672	http://home.kimo.com.tw/starkiddy2001
台灣妥瑞症協會	(03) 3281200 ext 8246	http://www.ttfa.org.tw

醫療諮詢機構

機構名稱	電話	機構名稱	電話
基隆長庚醫院心智科	(02)24313131	台北市立聯合醫院仁愛院區精神科	(02)27093600
基隆醫院精神科	(02)24259391	台北市立聯合醫院和平院區精神科	(02)23889595 (02)23712023
淡水馬偕醫院復健科	(02)28094661	台北市立聯合醫院中興院區復健科	(02)25523234
八里療養院精神科	(02)26101660	台北市立聯合醫院忠孝院區復健科	(02)27861288
員山榮民醫院	(02)28929808	台北市立聯合醫院婦幼院區心智科	(02)23964501
仁濟醫療院	(02)23060872	台北市立聯合醫院松德院區兒童精神科	(02)27263141
早療評估鑑定中心	(02)27680802	台北市立萬芳醫院復健科	(02)29307930
台北醫院復健科	(02)22765566	台大醫院兒童心理衛生中心	(02)23123456
台北醫學院附設醫院兒童青少年門診	(02)27030080	新光醫院復健科	(02)28332211
台北長庚醫院精神科	(02)27135211	振興醫院復健科	(02)28264400
台北榮總兒童青少年門診	(02)28757363 (02)28712121	台北馬偕醫院復健科、小兒科	(02)25433535

機構名稱	電話	機構名稱	電話
基督教臨安息日會台安醫院早療聯合特別門診	(02)27718151	國泰醫院精神科	(02)27082121
台北市立聯合醫院陽明院區健兒門診	(02)28353456	國軍北投醫院兒童青少年門診	(02)28932743
三軍總醫院兒童青年門診	(02)23659055	宇寧身心診所	(02)27080706
士林地區青少年心理衛生中心	(02)25864250	格瑞思心理諮商所	(02)23254648
林口長庚醫院心智科	(03)3281200	國立陽明大學附設醫院精神科（宜蘭）	(03)9325192
桃園醫院復健科	(03)3699721	天主教羅東聖母醫院復健科	(03)9544106
桃園療養院兒童精神科	(03)3698553	台灣基督教門諾會醫院復健科	(038)227161
佛教慈濟綜合醫院身心醫學科	(038)561825	玉里榮總精神科	(038)561825
中國醫藥學院附設醫院精神科	(04)22052121	豐原醫院	(04)25271180
台中醫院復健科	(04)22294411	沙鹿光田醫院精神科	(04)26625111
台中榮總精神科	(04)23592525	中山醫學大學附設復健醫院復健科	(04)22393855
台中市靜和醫院	(04)32711129	彰化基督教醫院兒童心理衛生門診	(047)225121

國立草屯療養院兒童精神科	(049)323891	嘉義基督教醫院	(05)2765041
天主教聖馬爾定醫院	(05)2756000	福音聯合診所	(05)2744187
台南醫院精神科	(06)2200055	奇美醫院復健科	(06)2812811
台南永康榮民醫院	(06)2365101	成大醫院復健科	(06)2353535
台灣基督長老教會新樓醫院小而精神科、身心內科	(06)2812811	高雄市立聯合醫院美術館院區兒童心智科	(07)3122565
高雄榮總精神科	(07)3468274	高雄市凱旋兒童醫院精神科	(07)7513171
國軍高雄總醫院精神科	(07)7495919	元和雅身心專科診所	(07)5550056
高雄慈惠醫院兒童精神科	(07)7030315	高雄長庚醫院心智科	(07)7317123
高雄醫學院附設中和紀念醫院精神科	(07)3121101	國立屏東醫院精神科	(08)7360311
國立台東醫院	(089)324112	台東馬偕醫院	(089)310150

網站

全國特殊教育資訊網 http://140.122.65.63/special/
教育部特殊教育通報網 http://www.set.edu.tw/
有愛無礙學障情障互動網站 http://www.dale.nhctc.edu.tw/
星兒的天空 http://star-angel.idv.tw/

國際

提供情緒啟發及學習培養友誼的相關資源

出版品：

All bout Me *G. Rutman and P. Jordan*
McClanahan Book Company, New York, 1992. ISBN 1-56293-174-1.
This book has a section where the child looks at the events portrayed in a picture and has to choose the face that corresponds with the relevant emotion. This is suitable for pre-school age to grade 1.

Happy and Sad, Grouchy and Glad *C. Allen and T. Brannon*
A Sesame Street/Golden Press book, 1992.
The Sesame Street characters describe several emotions. Suitable for grades 1 to 2.

Mr Face(available from Kangaroo Trading, Unit A, Building 4, 9-13 Winbourne Road, PO Box 1055, Brookvale, NSW 2100, Australia.)
A felt wall hanging comprises a blank face and a choice of eyes, eyebrows and mouths to enable the child to choose the components of happy, sad or angry face. Suitable for pre-school age children.

Facial Expressions
Judius, Unit 8/182, Euston Road, Alexandria, NSW, 2015, Australia. Code DL222127.
This is a useful collection of photographs of children expressing a wide range of feelings for comprehension exercises. The child has to guess the emotion portrayed in each photograph, and can sort the faces according to the different emotions. Suitable for pre-school to grade 2 children.

Writing About Feelings *Rozanne Lanczak*
Hawker Brownlow Education
235 Bay Road, Cheltenham, Victoria, 3192, Australia, 1987. ISBN 0-947326-61-8.
This is an excellent book full of activities relevant to young children with Asperger's Syndrome in the 2nd to 4th grades. The child completes specific writing and drawing assignments, open-ended follow-up activities and

opportunities for the child to illustrate their work.

Feelings *Aliki Brandenberg*
Pan Books Ltd, London, 1989. ISBN 0330-29408-3.
Beautifully illustrated and suitable for older primary school children.

Feelings
Crestwood Company, Milwaukee.
35 black-lined cards illustrate a wide range of emotions, facial expressions and body language.

Your Emotions
B. Moses and M. Gordon, Wayland Ltd., London, 1994. ISBN 0-7502-1403-1.
This series of picture books examines the emotions of anger, sadness, jealousy and fear in an amusing story with colourfull illustrations. Each book contains notes for parents and teachers with suggestions of ways to help children deal with these emotions. Suitable for grades 1 to 3.

Learning and Caring About Ourselves *Gayle Bittinger*
Warren Publishing House, Everett, Washington, 1992. Pre-school activities on feelings.

Exploring Feelings: Activities for Young Children *Susan Neuman*
Humanics Ltd, P.O. Box 7400, Atlanta, Georgia, 30309, 1994.
Activities for young children from pre-school to grade 3.

Bear Hugs for Remembering the Rules *Patty Claycomb*
Warren Publishing House, Everett, Washington.
Age 3-6 years. Positive activities that remind children about social rules.

Bear Hugs for Respecting Others *Patty Claycomb*

Warren Publishing House, Everett, Washington. Age 3-6 years. Positive activities about respecting others.

Courtesy
Published by Early Childhood Publications, Singapore, 1994.
Activities for pre-school children. Includes examples such as, when you knock into somebody by accident, say sorry.

What Makes Me Happy?
Catherine and Lawrence Anholt, Walker Books, London, 1994.
Each page illustrates a particular feeling such as what makes me laugh, cry, jealous, etc. The child with Asperger's Syndrome could make their own book with illustrations of circumstances that provoke each feeling.

Picture My Feelings
Learning Development Aids
Duke Street, Wisbech, Cambridgeshire, United Kingdom, 1989.
Covers specific emotions and feelings. For example, I'm worried, I'm happy... The child completes the phrase by adding their own personal information, e.g. I look forward to ____; I lose my temper when ____. This is suitable for adolescents with significant learning problems.

All My Feelings at Preschool - Nathan's Day *S. Conlin and S. Levine Friedman*
Parenting Press, Seattle WA, 1991. ISBN 0-943990-60-2.
The text describes Nathan's feelings at pre-school. The book is best read aloud to the child with discussion of the feelings and illustrations.

All My Feelings at Home - Ellie's Day *S. Conlin and S. Levine Friedman*
Parenting Press, Seattle WA, 1989.
As above, but emphasises feelings at home. Suitable for pre-school and grade 1 children. There is a third title in the series - 'What is a Feeling?'

Dealing with Feelings *E. Crary and J. Whitney*
Parenting Press, Seattle, WA.
This is a series of six books, each on a specific feeling. The titles cover the emotions of Mad, Proud, Frustrated, Scared, Excited and Furious. Suitable for grades 2 to 4.

Proud of Our Feelings *Lindsay Leghorn*
Magination Press 1995. Written for children in early primary school.

How to Draw Cartoons
A CD-ROM for Macintosh and Windows
Diamar Interactive Corporation, Seattle, WA.

The child can create original cartoon characters that express different emotions by clicking on a choice of heads, body parts and facial features. Suitable for children (and adults).

I Want to Play *E. Crary and M. Megale*
Parenting Press, Seattle, WA, 1982. ISBN 0-9602862-4-1.
A problem-solving book to help children resolves social conflicts. The text increases the child's awareness of alternatives and possible consequences of different behaviours. suitable for grades 1 to 3.

Ellen and Penguin *C. Vulliamy*
Walker Books, London, 1993. The story of Ellen and her penguin in their search for a friend.

Making Friends; A Guide to Getting Along with People *Andrew Matthews*
Media Masters, Singapore, 1990. ISBN 981-00-1953-X.
This book is ideal for the more able adolescent with Asperger's Syndrome. The author has a companion book, *Being Happy!*

Friendships, Values to Live By *S. Lee Roberts and L. Hohag*
The Children's Press, Chicago, 1986.
An Introduction to the concept of friendship for young primary school children.

The Care and keeping of Friends *Nadine Westcott*
American Girl Library, Wisconsin, Pleasant Company Publications, 1996.
An ideal book for young teenage girls.

Pragmatic Language Trivia for Thinking Skills *M. Ann Marquis*
Communication Skills Builders, Arizona, 1990.
A game format is used to learn the pragmatic aspects of language. The questions encourage thinking about what language actually means. suitable for teenagers.

Friendzee: A Social Skills Game *Diane A. Figula*
Linguistic Systems Inc, East Moline, 1992. ISBN 1-55999-236-6.
The questions are based on social suitations for children aged seven to eleven years.

Circle of Friends
James Stanfield Co
Drawer 66, P.O. Box 41058, Santa Barbara, CA. 93140.
These resources were described in Chapter 8.

Higher Functioning Adolescents and Young Adults with Autism: A Teachers Guide
A Fullerton, J. Stratton, P. Coyne and C. Gray
Pro-ed, Texas, 1996. ISBN 0-89079-681-5.
An excellent guide for teachers that explains the challenges faced by high sshool students with high functioning autism and provides strategies and curriculum activities.

How to Start a conversation and Make Friends *Don Gabor*
Sheldon Press, London, 1983. The art of conversation for teenagers.

Future Horizons
422 E. Lamar Blvd, Suite 106, Arlington, TX.
This publishing company specialises in literature on autism and includes the publications of Carol Gray on Social Stories and Comic Strip Conversations. They publish two Social Story books that include over 300 social stories.

Social Skills Activities for Special Children *D. Mannix*
Available from Helios Therapy Resources
95 Gilles Street, Adelaide, South Australia.
142 lessons to learn appropriate social behaviour for children from age 6 to 14.

Being Happy: A Handbook for Greater Confidence and Security *Andrew Matthews*
Media Masters, Singapore, 1988. A useful book for adolescents who are feeling sad.

Why is Everybody Always Picking on Me: A Guide to Handling Bullies *Terrence Webster-Doyle*
North Atlantic Books, Berkeley, CA.

Pupils with Asperger's Syndrome: Classroom Management
Special Needs Support Service
Meadgate Centre, Mascalls Way, Great Baddow, Chelmsford, U.K.

A resource and strategy manual for teachers.

Watch Me, I Can Do It *Neralie Cocks*
Simon and Schuster, Australia, 1993.
Helping children overcome clumsy and uncoordinated motor skills.

The Morning News
This is a publication with regular articles on Asperger's syndrome. The material is primarily written for teachers and parents, and Carol Gray is the editor. Subscriptions can be obtained from Jennison Public School, 2140 Bauer Road, Jennison, MI 49428.

網站：

On-line Asperger's Syndrome Information and Support - (O.A.S.I.S.) http://www.udel.edu/bkirby/asperger

Asperger's Syndrome Support Network http://www.vicnet.net.au/vicnet/community/asperger

Asperger's Disorder http://www.ummed.edu:8000/pub/o/02bayrak/asperger.html

The National Autistic Society http://www.oneworld.org/autism_uk/index.html

Tony Attwood's web site http://www.autism.org

The Centre for the Study of Autism http://www.autism.org

Oops... Wrong Planet Syndrome http://www.geocities.com/HotSprings/8442/index.htm

The Autism Channel Link http://www.telepath.com/canace/autism.html

Future Horizons http://www.onramp.net/autism

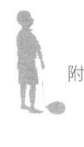

附錄2　你今天心情如何？

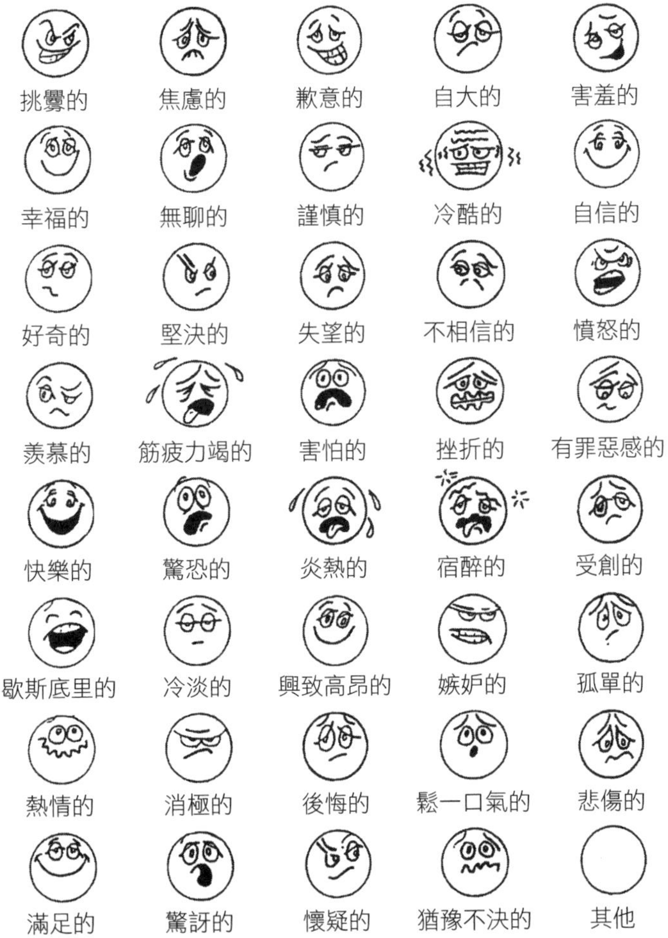
挑釁的
焦慮的
歉意的
自大的
害羞的
幸福的
無聊的
謹慎的
冷酷的
自信的
好奇的
堅決的
失望的
不相信的
憤怒的
羨慕的
筋疲力竭的
害怕的
挫折的
有罪惡感的
快樂的
驚恐的
炎熱的
宿醉的
受創的
歇斯底里的
冷淡的
興致高昂的
嫉妒的
孤單的
熱情的
消極的
後悔的
鬆一口氣的
悲傷的
滿足的
驚訝的
懷疑的
猶豫不決的
其他

請指出哪一個臉譜適合今天的心情

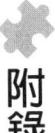

可以將這些臉譜簡化，以適用年紀較小的孩子；或可增加新的臉譜，以表明其他的情緒。這張情緒臉譜取材自一百個訓練遊戲（100 Training Games, Gary Kroehnert, McGraw-Hill Book Company, Australia, Sydney, 1991）。

附錄3　亞斯伯格症常用的四種診斷標準

（一）吉爾伯格（Gillberg and Gillberg）之診斷標準（1989）

1. **社會功能的損傷（極端的自我中心）**（至少符合下列行為中的兩項）：
   - □沒有和同儕互動的能力
   - □缺乏和同儕互動的欲望
   - □無法辨別社會性的線索
   - □在社會和情緒方面不適當的行為

2. **狹隘的興趣**（至少符合下列行為中的一項）：
   - □排除其他的事情
   - □反覆的執著
   - □沒有意義的重複

3. **反覆性例行程序**（至少符合下列行為中的一項）：
   - □加諸於自己的生活
   - □加諸於別人

4. **語言方面上的特殊表現**（至少符合下列行為中的三項）：
   - □發展遲緩
   - □超理智、完美的表達
   - □正式、學究式的言詞
   - □奇怪、特別的腔調
   - □理解方面的困擾，對言下之意或表面涵義的誤解

5. **非語言的溝通障礙**（至少符合下列行為中的一項）：
   - □手勢非常少
   - □肢體語言笨拙
   - □少有臉部表情
   - □不恰當的表情
   - □注視人的眼光僵硬而奇特

6. **動作笨拙**
   - □在神經發展測試方面表現不佳

（二）薩馬利等人（Szatmari, Brenner and Negy）之診斷標準（1989）

1. **單獨行動**（至少符合下列行為中的兩項）：
   - □沒有親密的朋友
   - □避免與他人接觸
   - □缺乏交朋友的興趣
   - □孤單一個人
2. **社會互動功能損傷**（至少符合下列行為中的一項）：
   - □為了滿足自己的需求才靠近他人
   - □僵硬笨拙的社交技巧
   - □與同儕只有單向的對話
   - □難以了解他人的感覺
   - □對他人的感覺無動於衷
3. **非語言溝通方面的損傷**（至少符合下列行為中的一兩項）：
   - □少有臉部表情
   - □不會從其他孩子臉上讀出表情
   - □不會用眼神傳遞訊息
   - □不與他人目光接觸
   - □不用手勢表達自己
   - □動作笨拙且幅度過大
   - □與他人過度靠近
4. **語言怪異**（至少符合下列行為中的一項）：
   - □怪異的抑揚頓挫
   - □特別多話
   - □特別安靜
   - □想到什麼就說什麼
   - □用字上的怪癖
   - □反覆性的言語模式
5. **此症不符合《精神疾病的診斷與統計》第三版（DSM-III-R）對於自閉症的診斷**

（三）美國精神疾病診斷與統計手冊第四版（DSM IV, 1994）

1. **社會互動方面本質上的障礙，至少具有下列兩項行爲的描述：**
   (1) 多重非語文行為如視覺注視、臉部表情、身體姿勢，及手勢以規範社會互動的使用方面顯著的障礙。
   (2) 無法發展出符合其發展水準的適當同儕關係。
   (3) 缺少主動尋求和其他人分享快樂、興趣，或成就（如缺少拿出來、帶來，或向其他人指出自己感興趣的事物）的行為。
   (4) 缺少社會或情緒的交互性的行為。
2. **行爲、興趣、和活動方面有限的、重複和刻板的型式，至少具有下列一項行爲的描述：**
   (1) 沉迷專注於一種或一種以上，在強度和焦點上不正常的刻板和有限的興趣型式。
   (2) 明顯地對特定的、非功能性的常規或儀式不變的堅持。
   (3) 刻板和重複的動作舉止（如揮動或扭動手或手指，或複雜的全身性動作）。
   (4) 持續的沉迷於物體的部分。
3. **此障礙導致在社會、職業，或其他重要領域功能方面臨床上顯著的障礙。**
4. **沒有臨床上顯著的一般性語言遲緩（如兩歲時會使用單字，三歲時會使用溝通的語句）。**
5. **除了社會互動外，在認知發展或生活自理、適應行爲、及對環境的好奇方面，符合同年齡的發展，沒有臨床上顯著的遲緩現象。**
6. **此障礙無法符合其他特定的廣泛性發展障礙或精神分裂症。**

（四）國際疾病分類第十版（ICD-10）亞斯伯格症的診斷標準

1. 在說話、語言理解或認知發展方面，臨床上沒有顯著的一般性遲緩現象。診斷上需要在兩歲或更早就發展出單字，在三歲或更早就使用溝通的語句。在三歲前，生活自理技能、適應行為，和對環境的好奇心應和正常智能兒童的發展的程度一樣。而動作的發展可能有某些遲緩現象，並且常會有動作笨拙（雖然不是必要的診斷特徵），通常和零碎技能有關而表現出異常專心的行為是很普遍的現象，但此行為不是診斷的必要條件。

2. 交互性社會互動方面本質上的障礙，明顯的表現出至少下列兩項行為的描述：

(1) 無法適當的使用視覺注視、臉部表情、身體姿勢，及手勢以規範社會互動。

(2) 在有充分的學習機會下，無法發展出和心智年齡相符的適當同儕關係，包括相互分享興趣、活動和情緒。

(3) 缺少社會—情緒的交互性，對其他人的情緒表現出有缺陷或偏差的反應；或缺乏隨社會情境而做的行為調整；或難以將社會性、情緒性、和溝通性行為加以統整。

(4) 缺少主動尋求和其他人分享喜悅、興趣，或成就（如缺少拿出來、帶來，或向其他人指出自己感興趣的事物）的行為。

3. 個人表現出一種不尋常的、強烈的、有限的興趣，或侷限的、重複的、刻板的行為、興趣和活動型式，明顯的表現出至少下列一項行為描述：

(1) 沉迷專注在某些內容和焦點方面異常的興趣，並表現出刻板和重複的形式，或者有一種或一種以上，在強度或焦點上異常的興趣。

(2) 明顯地對特定的、非功能性的常規或儀式表現出強迫性的固執行為。

(3) 刻板和重複的動作舉止，如揮動或扭動手或手指，或複雜的全身性動作。

(4) 沉迷於物體的某部分或者是遊戲器材中功能性的部分（如顏色、表面的感覺、或噪音／器材所產生的振動）。

4. 此障礙無法符合其他的廣泛性發展障礙、單純型精神分裂症、準精神分裂症、強迫性疾患、完美性（強迫性）人格障礙、兒童期反應性和無選擇性依戀障礙。

附錄4　亞斯伯格症相關參考書目及論文

台灣地區

書籍

Brenda Smith Myles, Richard L. Simpson著，楊宗仁、楊麗娟、張雯婷譯（二〇〇五）亞斯伯格症：教育人員及家長指南，台北：心理出版社

Leicester City Council; Leicestershire County Council著，楊宗仁譯（二〇〇四）亞斯伯格症者實用教學策略【教師指南】，台北：心理出版社

王大廷譯（一九九六），自閉症與亞斯勃格症，行政院衛生署，台北：中華民國自閉症總會

期刊

張瓊方（二〇〇五）認識亞斯伯格症，光華雜誌三十卷第四期，第八十四至八十五頁

黃文慧（二〇〇四）人我眼中的雙重特殊學生——以一個電子專長的亞斯伯格資優學生為例，資優教育研究第三卷第二期，第八十五至一〇七頁

胡斯淳（二〇〇三）亞斯伯格症的特徵，屏師特殊教育第五期，第五十四至六十二頁

鄒小蘭（二〇〇三）自閉症族群中的資優生——高功能自閉症庾亞斯伯格症，國小特殊教育第三十五卷，第五十至五十九頁

徐如維（二〇〇二）廣泛性發展障礙症，臨床醫學月刊第四十九卷第五期，第三一一至三一七頁

黃惠玲等（二〇〇二）Asperger's Syndrome and Aberrant Neurofunctional Organization —— A Case Report（亞斯伯格症與異常的神經功能組織——個案報告），高雄醫學科學雜誌第十八卷第四期，第一九八至二〇四頁

何東墀（二〇〇二）認識亞斯伯格症——「另類自閉症？」，特教園丁第十七卷第四期，第四十九至五十五頁

國際

American Psychiatric Association (1994) *Diagnostic and Statistical Manual of Mental disorders, 4th edition*. Washington, DC: American Psychiatric Association.

Anneren, G., Dahl, N., Uddenfeldt, U. And Janols, L.O. (1995) 'Asperger's Syndrome in a boy with a balanced de novo translocation'. *American Journal of Medical Genetics 56*, 330-1.

Asendorpf, J.B. (1993) 'Abnormal shyness in children.' *Journal of Child Psychology and Psychiatry 34*, 1069-1081.

Asperger, H. (1994) 'Die Autistischen Psychopathen.' In *Kindesalter, Archive. Fur Psychiatrie und Nervenkrankheiten 117*, 76-136.

Asperger, H. (1979) 'Problems of infantile autism.' *Communication, Journal of the National Autistic Society 1979*.

Asperger, H. (1991) 'Autistic psychopathy in childhood.' In U. Frith (ed) *Autism and Asperger's Syndrome*. Cambridge: Cambridge University Press.

Attwood, A.J., Frith, V. and Hermelin, B. (1988) 'The understanding and use of interpersonal gestures by autistic and Down's Syndrome children', *Journal of Autism and Developmental Disorders 18*, 2, 241-257.

Baltaxe, C.A.M., Russell, A., d'Angiola, N. and Simmons, J.Q. (1995) 'Discourse cohesion in the verbal interactions of individuals diagnosed with autistic disorder or schizotypal personality disorder.' *Australian and New Zealand Journal of Developmental Disabilities 20*, 79-96.

Barber, C. (1996) 'The integration of a very able pupil with Asperger's Syndrome into a mainstream school.' *British Journal of Special Education 23*, 19-24.

Baron-Cohen, S. (1998) 'An assessment of violence in a young man with Asperger's Syndrome.' *Journal of Child Psychology and Psychiatry 29*, 351-360.

Baron-Cohen, S. (1998a) 'Social and pragmatic deficits in autism: Cognitive or affective?' *Journal of Autism and Developmental Disorders 18*, 379-402.

Baron-Cohen, S., Campbell, R., Karmiloff-Smith, A., Grant, J. and Walker, J. (1995) 'Are children with autism blind to the mentalistic significance of the eyes?' *British Journal of Developmental Psychology 13*, 379-398.

Baron-Cohen, S. and Staunton, R. (1994) 'Do children with autism acquire the phonology of their peers? An examination of group identification through the window of bilingualism.' *First Language 14*, 241-248.

Baron-Cohen, S., Wheelwright, S., Stott, C., Bolton, P and Goodyer, I. (1997)' Is there a link between engineering and autism? *Autism, 1*, 101-109.

Barron, J. and Barron, S. (1992) *There's a Boy in Here*. New York: Simon and Schuster.

Bebbington, M. and Sellers, T. (1996) 'The needs and support of people with Asperger Syndrome'. In P. Shattock and G. Linfoot eds. *Autism on the Agenda*. London: The National Autistic Society.

Berard, G. (1993) *Hearing Equals Behaviour*. New Canaan, Conneticut: Keats Publishing.

Berthier, M.L. (1995) 'Hypomania following bereavement in Asperger's Syndrome: A case study.' *Neuropsychiatry, Neuropsychology and Behavioural Neurology 8*, 222-228.

Bettison, S. (1996) 'The long term effects of auditory training on children with autism.' *Journal of Autism and Developmental disorders 26*, 361-374.

Bishop, D.V.M. (1989) 'Autism, Asperger's Syndrome and semantic-pragmatic disorder: Where are the boundaries? *Britsh Journal of Disorders of Communication 24*, 107-121.

Bolton, P., Macdonald, H., Pickles, A., Rios, P., Goode, S., Crowson, M., Bailey, A. and rutter, M. (1994) 'A case-control family study of autism.' *Journal of Child Psychology and Psychiatry 35*, 877-900.

Bosch, G. (1970) *Infantile Autism.* New York: springer-Verlag.

Botroff, V., Bantak, L., Langford, P., Page, M. and Tong, B. (1995) 'Social cognitive skills and implications for social skills training in adolescents with autism. "Flinders University, Adelaids, Australia. Paper presented at the 1995 National Autism Conference.

Bowler, D.M. (1992) '"Theory of Mind" in Asperger's Syndrome.' *Journal of Child Psychology and Psychiatry 33*, 877-893.

Brook, S.L. and Bowler, D.M. (1992) 'Autism by another name? Semantic and pragmatic impairments in children.' *Journal of Autism and Development Disorders 22*, 61-81.

Bryson, B. (1995) *Notes from a Small Island*. London: Transworld Publishers.

Burgoine, E. and wing, L. (1983) 'Identical triplets with Asperger's Syndrome.' *British Journal of Psychiatry 143*, 261-265.

Capps, L., Yirmiya, N. and Sigman, M. (1992) 'Understanding of simple and complex emotions in non-retarded children with autism.' *Journal of Child Psychology and Psychiatry 33*, 7, 1169-1182.

Carpentieri, S.C. and Morgan, S. (1994) 'A comparison of patterns of cognitive functioning of autistic and non-autistic retarded children on the Stanford-Binet.' Fourth Edition, *Journal of Autism and Developmental Disorders 24*, 215-223.

Cesaroni, L. and Garber, M. (1991) 'Exploring the experience of autism through first hand accounts.' *Journal of Autism and Developmental Disorder 21*, 303-313.

Cooper, S.A. Mohamed, W.N. and Collacott, R.A. (1993) 'Possible Asperger's Syndrome in a mentally handicapped transvestite offender.' *Journal of Intellectual disability Research 37*, 189-194.

Courchesne, E. (1995) 'New evidence of cerebellar and brainstem hypoplasia in autistic infants, children and adolescents.' *Journal of Autism and Developmental Disorders 25*, 19-22.

Davies, J. (1994) *Able Autistic Children - Children with Asperger's Syndrome: A Booklet for Brothers and Sisters*. Nottingham: Child Development Research Unit, University of Nottingham.

DeLong, G.R. and Dwyer, J.T. (1998) 'Correlation of family history with specific autistic subgroups: Asperger's syndrome and Bipolar Affective Disease.' J*ournal of Autism and Developmental Disorder 18*, 593-600.

Dewey, M. (1991) 'Living with Asperger's syndrome.' In U. Frith (ed) *Autism and Asperger's Syndrome*. Cambridge: Cambridge University Press.

Eales, M. (1993) 'Pragmatic impairments in adults with childhood diagnoses of autism, a developmental receptive language disorder.' *Journal of Autism and Developmental disorders 23*, 593-617.

Ehlers, S. and Gillberg, C. (1993) 'The epidemiology of Asperger's syndrome - A total population study.' *Journal of Child Psychology and Psychiatry 34*, 1327-1350.

Eisenmajer, R., Prior, M., Leekman, S., Wing, L., Gould, J., Welham, M. and Ong, B. (1996) 'Comparison of clinical symptoms in autism and Asperger's Syndrome.' *Journal of the American Academy of Child and Adolescent Psychiatry 35*, 1523-1531.

El-Badri, S.M. and Lewis, M. (1993) 'Left hemisphere and cerebellar damage in Asperger's syndrome.' *Irish Journal of Psychological Medicine 10*, 22-23.

Ellis, H.D., Ellis, D.M., Fraser, W. and Deb, S. (1994) 'A preliminary study of right hemisphere cognitive deficits and impaired social judgements among young people with Asperger Syndrome.' *European Child and Adolescent Psychiatry 3*, 255-266.

Everall, I.P. and Lecouteur, A. (1990) 'Firesetting in and adolescent boy with Asperger's Syndrome.' *British Journal of*

Psychiatry 157, 284-287.

Fine, J., Bartolucci, G., Ginsberg, G. and Szatmari, P. (1991) 'The use of intonation to communicate in Pervasive Developmental Disorders.' *Journal of Child Psychology and Psychiatry 32*, 777-782.

Fisman, S., Steels, M., short, J., Byrne T., and Lavallee, C. (1996) 'Case study: Anorexia nervosa and autistic disorder in an adolescent girl.' *Journal of Amerian Academy of Child and Adolescent Psychiatry 35*, 937-940.

Fletcher, P.C., Happé, F., Frith, U., Baker, S.C., Dolan, R.J., Frackowiak, R.S.J., and frith, C.D. (1995) 'Other minds in the brain: A functional imaging study of 'theory of mind' in story comprehension.' *Cognition 57*, 109-128.

Frith, U. (1989) *Autism: Explaining the Enigma*. Oxford: Basil Blackwell Ltd.

Frith, U. (1991) 'Asperger and his syndrome.' In U. Frith (ed) *Autism and Asperger Syndrome*. Cambridge: Cambridge University Press.

Frith, U. and Happé, F. (1994) 'Autism: Beyond "Theory of Mind." *Cognition 50*, 115-132.

Garnett, M.S. and Attwood, A.J. (1995) 'The Australian Scale for Asperger's syndrome.' Paper presented at the 1995 Australian National Autism Conference, Brisbane, Australia.

Gething, S. and Rigg, M., (1996) 'Transition to adult life: A curriculum for students with Asperger's Syndrome.' Paper presented at the 5th Congress Autism-Europe, Spain, 1996.

Ghaziuddin, M., Butler, E., Tsai, L. and Ghaziuddin, N., (1994) 'Is clumsiness a marker for Asperger's Syndrome?' J*ournal of Intellectual Disability Research 38*, 519-527.

Chaziuddin, M., and Gerstein, L. (1996) 'Pedantic speaking style differentiates Asperger's Syndrome from High Functioning Autism.' *Journal of Autism and Developmental Disorders 26*, 585-595.

Ghaziuddin, M., Leininger, L. and Tsai, L. (1995) 'Thought Disorder in Asperger Syndrome: Comparison with High Functioning Autism.' *Journal of Autism and Developmental Disorder 25*, 311-317.

Ghaziuddin, M., Shakal, J. and Tsai, L (1995) 'Obstetric factors in Asperger Syndrome: Comparison with high-functioning autism.' *Journal of Intellectural Disability Research 39*, 538-543.

Ghaziuddin, M., Tsai, L. and Ghaziuddin, N. (1991) 'Brief report: Violence in Asperger Syndrom - A critique.' *Journal of Autism and Developmental Disorders 21*, 349-354.

Gillberg, C. (1983) 'Perceptual, motor and attentional deficits in Swedish primary school children: Some child psychiatric aspects.' *Journal of Child Psychology and Psychiatry 24*, 377-403.

Gillberg, C. (1989) 'Asperger's syndrome in 23 Swedish children.' *Developmental Medicine and Child Neurology 31*, 520-32.

Gillberg, C. (1991) 'Clinical and neurobiological aspects of Asperger Syndrome in six family studies.' In U. Frith (ed) *Autism and Asperger Syndrome*, Cambridge: Cambridge University Press.

Gillberg, C. (1992) 'Savant-syndromet.' In R. Vejlsgaard (ed) *Medicinsk arsbok*. Munksgaard: Kopenhamn.

Gillberg, C. and Gillberg, I.C., (1989) 'Asperger syndrom - Some epidemiological considerations: A research note,' *Journal of Child Psychology and Psychiatry 30*, 631-638.

Gillberg, C., Gillberg, I.C. and Staffenburg, S. (1992) 'Siblings and parents of children with autism: A controlled population based study.' *Developmental Medicine and Child Neurology 34*, 389-398.

Gillberg, C. and Rastam, M. (1992) 'Do some cases of anorexia nervosa reflect underlying autistic-like conditions? *Behavioural Neurology 5*, 27-32.

Gillberg, I.C. and Gillberg, C. (1996) 'Autism in immigrants: A population-based study from Swedish rural and urban areas.' *Journal of Intellectual Disability Research 40*, 24-31.

Goldstein, G., Minshew, N.J. and Siegel, D.J. (1994) 'Age differences in academic achievement in high functioning autistic individuals.' *Journal of Clinical and Experimental Neuropsychology 16*, 671-680.

Gordon, C.T., State, R.C., Nelson, J.E., Hamburger, S.D. and Rapoport, J.L. (1993) 'A double-blind comparison of clomipramine, desiparmine and placebo in the treatment of autistic disorder.' *Archives of General Psychiatry 50*, 441-447.

Grandin, T. (1984) 'My experiences as an autistic child and review of related literature.' *Journal of Orthomolecular Psychiatry, 13*, 144-174.

Grandin, T. (1988) 'Teaching tips from a recovered autistic.' *Focus on Autistic Behaviour 3*, 1-8.

Grandin, T. (1990) 'Needs of High Functioning teenagers and adults with autism (tips from a recovered autistic).' *Focus on Autistic Behaviour 5*, 1-15.

Grandin, T. (1990) 'Sensory problems in autism. 'Paper presented at the 1990 Annual Conference of the Autism Society of America, Buena Park, California, 1990.

Grandin, T. (1992) 'An inside view of autism.' In E. Schopler and G.B. Mesibov (eds) *High Functioning Individuals with Autism*. New York: Plenum Press.

Grandin, T. (1995) *Thinking in Pictures*. New York: Doubleday.

Gray, C. (1994) *Comic Strip Conversations*. Arlington: Future Horizons.

Gray, C. (1996) *The Sixth Sense*. Unpublished manuscript.

Gray, C. (1996a) 'Pictures of Me - Introducing students with Asperger's Syndrome to their talents, personality and diagonosis.' *The Morning News*, Fall, 1996.

Gray, C. A. (in press) 'Social stories and comic strip conversations with students with Asperger Syndrome and high functioning autism.' In E. Schopler, G.B. Mesibov and L. Kunce (eds) *Asperger's Syndrome and High Functioning Autism*. New York: Plenum Press.

Hallett, M., Lebieclausko, M., Thomas, S., Stanhope, S., Dondela, M., and Rumsey, J. (1993) 'Locomotion of autistic adults.' *Archives of Neurology 50*, 1304-1308.

Happé, F. (1991) 'The autobiographical writings of three Asperger's Syndrome adults: Problems of interpretations and implications for theory.' In U. Frith (ed) *Autism and Asperger's Syndrome*. Cambridge: Cambridge University Press.

Happé, F. (1994) *Autism: An Introduction to Psychological Theory*. London: University College of London Press.

Happé, F. (1994a) 'An advanced test of theory of mind.' *Journal of Autism and Developmental Disorders 24*, 129-154.

Happé, F., Ehlers, S., Fletcher, P., Frith, U., Johansson, M., Gillberg, C., Dolan, R., Frackowiak, R. and Frith, C. (1996) 'Theory of mind: in the brain. Evidence from a PET scan study of asperger's syndrome.' *Clinical Neuroscience and Neuropathology 8*, 197-201.

Harrison, J. and Baron-Cohen, S. (1995) 'Synaesthesia: Reconciling the subjective with the objective.' *Endeavour 19*, 157-160.

Hashimoto, *et al.* (1995) 'Development of brainstem and cerebellum in autistic patients.' *Journal of Autism and Developmental Disorders 25*, 1-18.

Hurlburt, R.T., Happé, F. and Frith, U. (1994) 'Stampling the form of inner experience in three adults with Asperger's Syndrome.' *Psychological Medicine 24*, 385-395.

Jolliffe, T., Lansdown, R. and Robinson, C. (1992) 'Autism: a personal account.' *Communication, Journal of the National Autistic Society 26*, 12-19.

Kerbeshian, J. and Burd, L. (1986) 'Asperger's syndrome and tourette syndrome: The case of the pinball wizard.' *British Journal of Psychiatry 148*, 731-736.

Kerbeshian, J., Burd, L. and Fisher, W. (1990) 'Asperger's Syndrome: To be or not to be?' *British Journal of Psychiatry 156*, 721-725.

Kerbeshian, J. and Burd, M.S. (1996) 'Case Study: Comorbidity among Tourette's Syndrome, Autistic Disorder and Bipolar Disorder.' *Journal of the American Academy of Child and Adolescent Psychiatry 35*, 681-685.

Klin, A., Volkmar, F.R., Sparrow, S.S., Cicchetti, D.V. and Rourke, B.P. (1995) 'Validity and neuropsychological characterization of Asperger Syndrome: Convergence with Nonverbal Learning Disabilities Syndrome.' *Journal of Child Psychology and Psychiatry 36*, 1127-1140.

Lanczak, R. (1987) *Writing About Feelings*. Victoria, Australia: Hawker Brownlow Education.

Le Couteur, A., Bailey, A., Goode, S., Pickles, A., Robertson, S., Gottesman, I. and Rutter, M. (1996) 'A broader phenotype of autism - The clinical spectrum in twins.' *Journal of Child Psychology and Psychiatry 37*, 785-801.

Loveland, K.A. and Tunali, B. (1991) 'Social scripts for conversational interactions in autism and Downs Syndrome.' *Journal of Autism and Developmental Disorders 21*, 177-186.

Manjiviona, J. and Prior, M. (1995) 'Comparison of Asperger's Syndrome and high-functioning autistic children on a test of motor impairment', *Journal of Autism and Developmental Disorders, 25*, 23-39.

Marriage, K.J., Gordon, V. and Brand, L. (1995) 'A social skills group for boys with Asperger's Syndrome.' *Australian and New Zealand Journal of Psychiatry 29*, 58-62.

Marriage, K., Miles, T. (1993) 'Clinical research implications of the co-occurrence of Asperger's and Tourett's Ssyndrome'. *Australian and New Zealand Journal of Psychiatry 27*, 666-672.

Marriage, K., Miles, T., Stokes, D. and Davey, M., (1995) 'Comparison of Asperger's Syndrome and High-Functioning Austistic children on a test of motor impairment', *Journal of Autism and Developmental Disorders, 25*, 23-39.

Matthews, A. (1990) *Making Friends: A Guide to Getting Along With People*. Singapore: Media Masters.

Maurer, R.G. and Damasio, A. (1982) 'Childhood autism from the point of view of behavioural neurology.' *Journal of Autism and Developmental Disorders 12*, 195-205.

Mawson, D., Grounds, A. and Tantam, D. (1985) 'Violence and Asperger's Syndrome: A case study'. *British Journal of Psychiatry 147*, 566-569.

McDougle, C.J., Price, L.H., and Goodman, W.K. (1990) 'Fluvoxamine treatment of coincident autistic disorder and obsessive compulsive disorder: A case report.' *Journal of Autism and Developmental disorders 20*, 537-543.

McDougle, C.J., Price, L.H., Volkmar, F.R., Goodman, W.K., Ward-O'Brien, D., Nielsen, J., Bregman, J. and Cohen, D.J. (1992) 'Clomipramine in autism: Preliminary evidence of efficacy.' *Journal of the American Academy of Child and Adolescent Psychiatry 31*, 746-750.

McKelvey, J.R., Lambert, R., Mottson, L. and Shevell, M.I. (1995) 'Right hemisphere dysfunction in Asperger's Syndrome.' *Journal of Child Neurology 10*, 310-314.

McLennan, J.D., Lord, C. and Schopler, E. (1993) 'Sex differences in high functioning people with autism.' *Journal of Autism and Developmental Disorders 23*, 217-227.

Mesibov, G.B. (1984) 'Social skills training with verbal autistic adolescents and adults: A program model.' *Journal of Autism and Developmental Disorders 14*, 395-404.

Miedzianik, D.C. (1986) *My Autobiography*. Nottingham: Child Development Research Unit, University of Nottingham.

Minshow, N.J., Goldstein, G., Muenz, L.R. and Poyton, J. (1992) 'Neuropsychological functioning in nonmentally retarded Autistic individuals.' *Journal of Clinical and Experimental Neuropsychology 14*, 749-761.

Morgan, H. (1996) *Adults with Autism*. Cambridge: Cambridge University Press.

Newsom, E. (1985) *Services for Able Autistic People*. Nottingham: Child Development Research Unit, University of Nottingham.

Newsom, E. (1995) 'Evaluating interventions in autism: Problems and results.' National Autism Conference, Brisbane, Australia, 1995.

Ozonoff, S. and Miller, J. (1995) 'Teaching theory of mind: A new approach to social skills training for individuals with autism.' *Journal of Autism and Developmental Disorders 25*, 415-433.

Ozonoff, S., Rogers, S.J. and Pennington, B.F. (1991) 'Asperger's syndrome: evidence of an empirical distinction from high functioning autism.' *Journal of Child Psychology and Psychiatry 32*, 1107-1122.

Perkins, M. and Wolkind, S.N. (1991) 'Asperger's Syndrome: Who is being abused?' *Archives of Disease in Childhood 66*, 693-695.

Piven, J., Harper, J., Palmer, P. and Arndt, S. (1996) 'Course of behavioural change in autism: A retrospective study of high-IQ adolescents and adults.' *Journal of the American Academy of Child and Adolescent Psychiatry 35*, 523-529.

Piven, J., Palmer, P., Jacobi, D., Childress, D. and Arndt, S. (1997) 'Broader autism phenotype: Evidence from a family history study of multiple incidence autism families.' *American Journal of Psychiatry 154*, 185-190.

Prior, M. and Hoffman, W. (1990) 'Brief report: Neuropsychological testing of autistic children through an exploration with frontal lobe tests.' *Journal of Autism and Developmental Disorders 20*, 581-590.

Ratey, J. and Johnson, C. (1997) *Shadow Syndromes*. New York: Pantheon.

Realmuto, A. and August, G.J. (1991) 'Catatonia in autistic disorder: A sign of comorbidity or variable expression?' *Journal of Autism and Developmental Disorders 21*, 517-528.

Rickarby, G., Carruthers, A. Mitchell, M. (1991) 'Brief Report: Biological factors associated with Asperger's Syndrome.' *Journal of Autism and Developmental Disorders 21*, 341-8.

Rimland, B. (1990) 'Sound sensitivity in autism.' *Autism Research Review International 4*, 1 and 6.

Rimland, B. and Edelson, S.M. (1995) 'Brief report: A pilot study of Auditory Integration Training in sutism.' *Journal of Autism and Developmental Disorders 25*, 61-70.

Roffey, S., Tarrant, T. and Majors, K. (1994) *Young Friends*. London: Cassell.

Rumsey, J. and Hamburger, S.D. (1988) 'Neuropsychological findings in high functioning men with infantile autism residual state.' *Journal of Clinical and Experimental Neuropsychology 10*, 201-221.

Ryan, R.M. (1992) 'Treatment-resistant chronic mentall illness: Is it Asperger's Syndrome?' *Hospital and Community Psychiatry 43*, 807-811.

Saliba, J.R. and Griffiths, M. (1990) 'Brief report: Autism of the Asperger type associated with an autosomal fragile site.' *Journal of Autism and Developmental Disorders 20*, 569-575.

Schopler, E. and Mesibov, G.P. (eds) (1992) *High Functioning Individuals with Autism*. New York: Plenum Press.

Shah, A. (1988) 'Visuo-spatial islets of abilities and intellectual functioning in autism.' Unpublished Ph.D. thesis, University of London.

Shields, J., Varley, R., Broks, P. and Simpson (1996) 'Social cognition in developmental language disorders and high level autism.' *Developmental Medicine and Child Neurology 38*, 487-495.

Simblett, G.J. and Wilson, D.N. (1993) 'Asperger's Syndrome: three cases and a discussion.' *Journal of Intellectual disability Research 37*, 85-94.

Sinclair, J. (1992) 'Personal Essays.' In E. Schopler and F. Mesibov (eds) *High Functioning Individuals with Autism*. New York: Plenum Press.

Sverd, J. (1991) 'Tourette syndrome and autistic disorder: a significant relationship.' *American Journal of Medical Genetics 39*, 173-179.

Szabo, C.P. and Bracken, C. (1994) 'Imipramine and Asperger's letter to the editor.' *Journal of the American Academy of Child and Adolescent Psychiatry 33*, 431-432.

Szatmari, P., Archer, L., Fisman, S., Streiner, D.L. and Wilson, F. (1995) 'Asperger's Syndrome and autism: Differences in behaviour, cognition and adaptive functioning.' *Journal of the American Academy of Child and Adolescent Psychiatry 34*, 1662-1671.

Szatmari, P., Bartolucci, G. and Bremner, R (1989) 'A follow up of high functioning autistic children.' *Journal of Autism and Developmental Disorders 19*, 213-225.

Szatmari, P., Bartolucci, G. and Bremner, R (1989b) 'Asperger's Syndrome and autism: Comparison of early history and outcome.' *Developmental Medicine and Child Neurology 31*, 709-720.

Szatmari, P., Bartolucci, G., Finlayson, M. and Tuff, L. (1990) 'Asperger's Syndrome and Autism: Neurocognitive aspects.' *Journal of the American Academy of Child and Adolescent Psychiatry 29*, 130-136.

Szatmari, P., Brenner, R. and Nagy, J. (1989) 'Asperger's syndrome: A review of clinical features.' *Canadian Journal of Psychiatry 34*, 554-560.

Tantam, D. (1988) 'Lifelong eccentricity and social isolation: Asperger's Syndrome or Schizoid Personality Disorder?' *British Journal of Psychiatry 153*, 783-791.

Tantam, d., Evered, C. and Hersov, L. (1990) 'Asperger's Syndrome and Ligamentous Laxity.' *Journal of the American Academy for Child and Adolescent Psychiatry*, 892-896.

Tantam, D. (1991) 'Asperger's Syndrome in adulthood.' In U. Frith (ed) *Autism and Asperger's Syndrome*. Cambridge: Cambridge University Press.

Tantam, D., Holmes, D. and Cordess, C. (1993) 'Non-verbal expression in autism of Asperger's type.' *Journal of Autism and Developmental Disorders 23*, 111-113.

Tirosh, E. and Canby, J. (1993) 'Autism with Hyperlexia: A distinct syndrome?' *American Journal on Mental Retardation 98*, 84-92.

Vilensky, J.A., Damasio, A.R. and Maurer, R.G. (1982) 'Gait disturbances in patients with autistic behaviour: A preliminary study.' *Archives of Neurology 38*, 646-649.

Volden, J. and Loud, C. (1991) 'Neologisms and idiosyncratic language in autistic speakers.' *Journal of Autism and Developmental Disorders 21*, 109-130.

Volkmar *et al*. (1994) 'DSM IV Autism/P.D.D. field trial.' *American Journal of Psychiatry 151*, 1361-1367.

Volkmar, F.R., Klin, A., Schultz, R., Bronen, R., Marans, W.D., Sparrow, S. and Cohen, D.J. (1996) 'Asperger's Syndrome.' *Journal of the American Academy of Child and Adolescent Psychiatry 35*, 118-123.

White, B.B. and White, M.S. (1987) 'Autism from the inside.' *Medical Hypotheses 23*, 223-229.

Williams, D. (1992) *Nobody Nowhere*. London: Transworld Publishers.

Willams, D. (1994) *Somebody Somewhere*. London: Transworld Publishers.

Williams, T.A. (1989) 'Social skills group for autistic children.' *Journal of Autism and Developmental Disorders 19*, 143-155.

Wing, L. (1981) 'Asperger's Syndrome: A clinical account.' *Psychological Medicine 11*, 115-130.

Wing, L. (1992) 'Manifestations of social problems in high functioning autistic people.' In E. Schopler and G. Mesibov (eds) *High Functioning Individuals with Autism*. New York: Plenum Press.

Wing, L. and Attwood, A. (1987) 'Syndromes of autism and atypical development.' In D. Cohen and A. Donnellan (eds) *Handbook of Autism and Pervasive Developmental Disorders*. New York: John Wiley and Sons.

Wolff, S. (1991) 'Asperger's Syndrome.' *Archives of Diseases in Childhood 66*, 178-179.

Wolff, S. (1995) *Loners: The Life Path of Unusual Children*. London: Routledge.

Wolff, S. and Barlow, A. (1979) 'Schizoid personality in childhood: A comparative study of schizoid, autistic and normal children.' *Journal of Child Psychology and Psychiatry 20*, 29-46.

WHO (1989) *Tenth Revision of the International Classification of Disease* Geneva: World Health Organisation.

Yirmiya, N., sigman, M. and Freeman, B.J. (1993) 'Comparison between diagnostic instruments for identifying high functioning children with autism.' *Journal of Autism and Developmental disorders 24*, 281-91.

I 健 康 0 5 3

亞斯伯格症實用指南（增訂新版）

Asperger's Syndrome

國家圖書館出版品預行編目（CIP）資料

亞斯伯格症實用指南／東尼・艾伍德 (Tony Attwood) 著 ; 何善欣譯 .
-- 二版 . -- 臺北市：健行文化出版事業有限公司出版：九歌出版社
有限公司發行，2021.04
288 面；14.8×21 公分（i 健康：53）
譯自：Asperger's syndrome : a guide for parents and professionals.

ISBN 978-986-99870-3-5（平裝）

1. 亞斯伯格症 2. 自閉症

415.988 110002341

作　　者——東尼・艾伍德（Tony Attwood）
譯　　者——何善欣
責任編輯——曾敏英
發 行 人——蔡澤蘋
出　　版——健行文化出版事業有限公司
台北市 105 八德路 3 段 12 巷 57 弄 40 號
電話／02-25776564・傳真／02-25789205
郵政劃撥／0112295-1

九歌文學網 www.chiuko.com.tw

排　　版——綠貝殼資訊有限公司
印　　刷——晨捷印製股份有限公司
法律顧問——龍躍天律師・蕭雄淋律師・董安丹律師
發　　行——九歌出版社有限公司
台北市 105 八德路 3 段 12 巷 57 弄 40 號
電話／02-25776564・傳真／02-25789205
二　　版——2021 年 4 月
二版 2 印——2024 年 1 月
定　　價——350 元
書　　號——0208053
I S B N——978-986-99870-3-5

國家圖書館出版品預行編目資料

亞斯伯格症實用指南／東尼・艾伍德（Tony Attwood）著；何善欣譯. -- 初版. -- 臺北市：健行文化出版：九歌發行，民104.03
面；　公分. --（I健康；20）
譯自：Asperger's syndrome : a guide for parents and professionals
ISBN 978-986-6798-96-2（平裝）

1. 亞斯伯格症　2. 自閉症

415.988　　　103026845